JN170000

森下流

驚きの自然医食療法
ガンにも効く食べかた

森下敬一 著

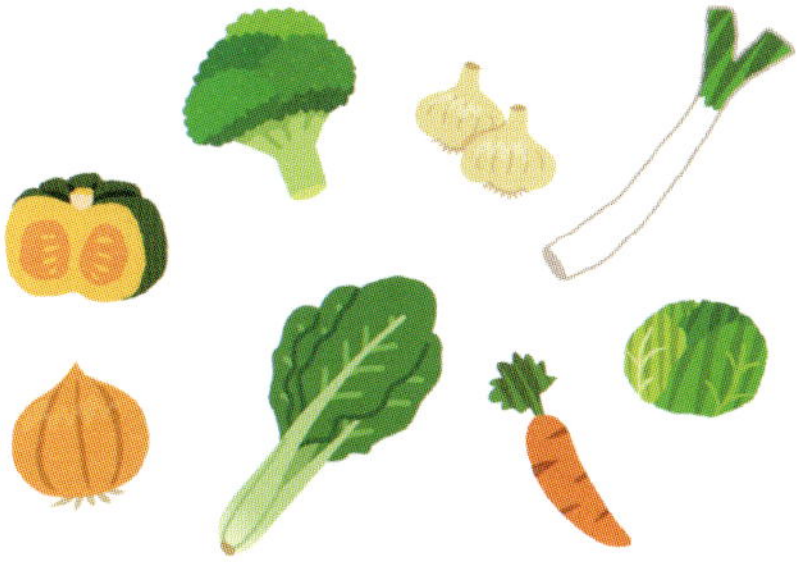

Metropolitan Press

現代人の血液は汚れ、夾雑物《きょうざつぶつ》であふれています!!

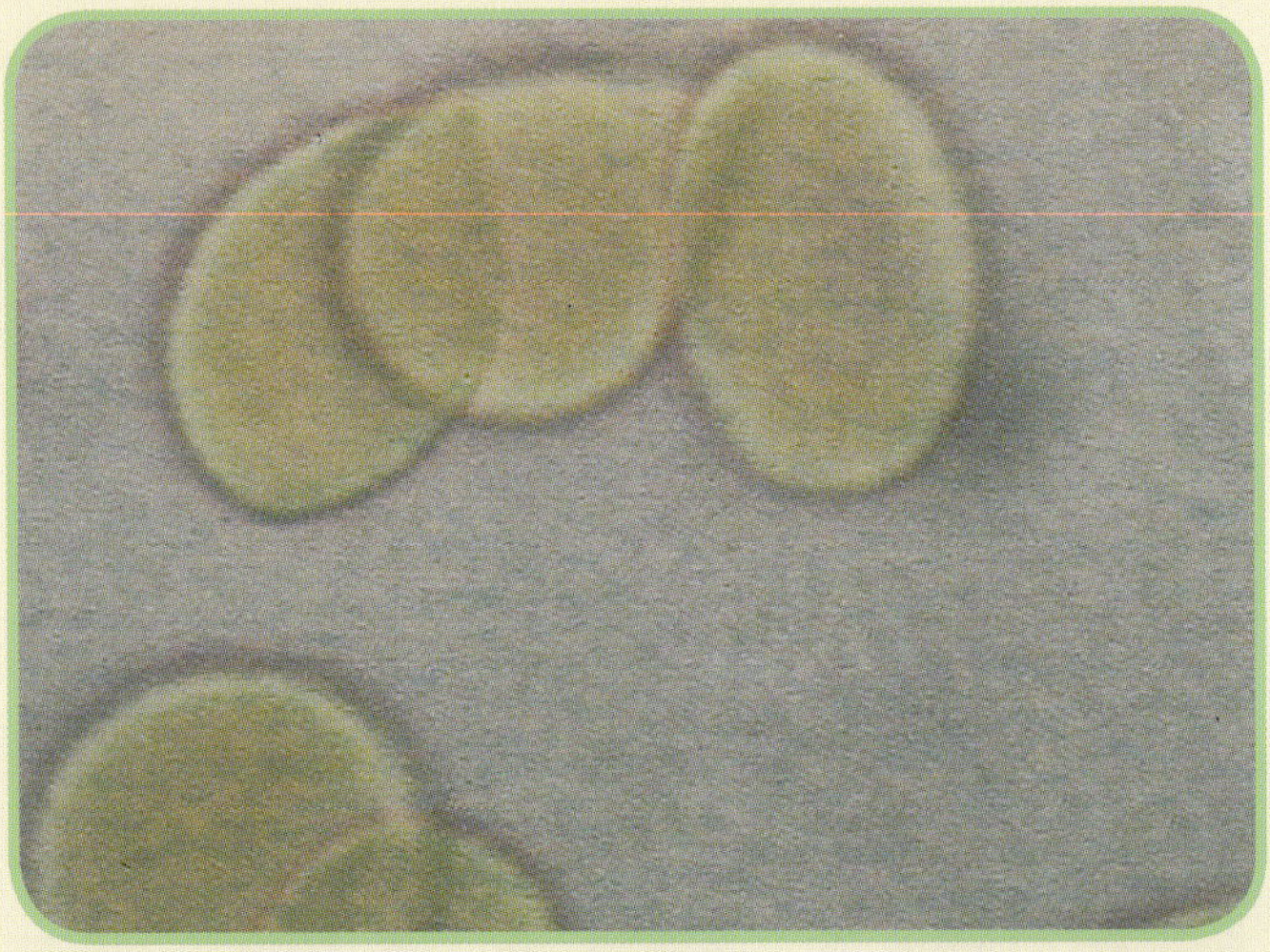

正常な（きれいな）血液内の赤血球

排気ガスによる炭素公害物質

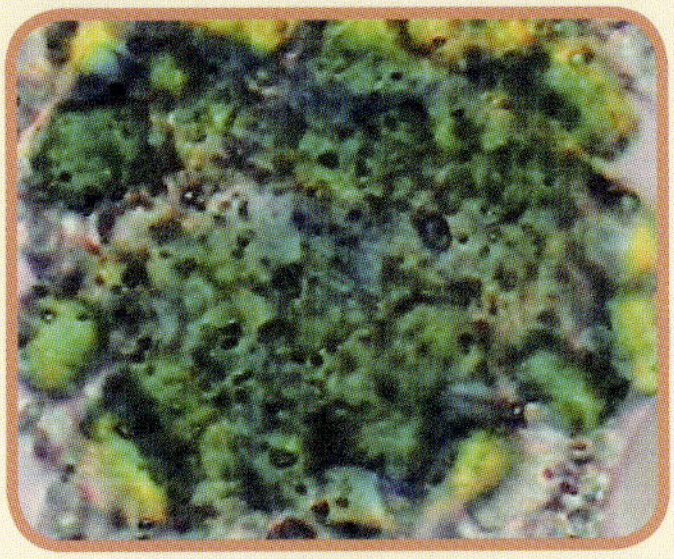

農薬

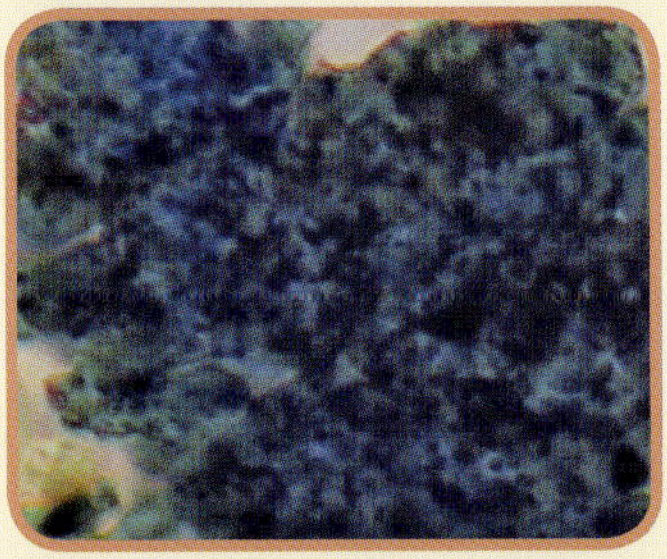

排気ガスと農薬の混合汚染

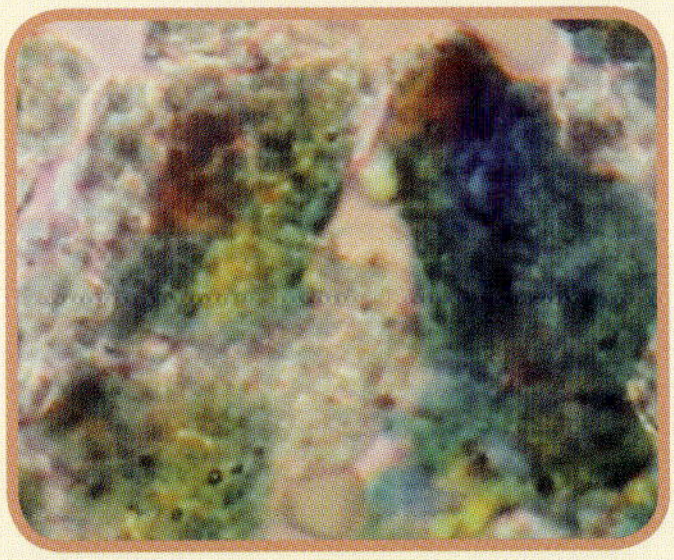

農薬

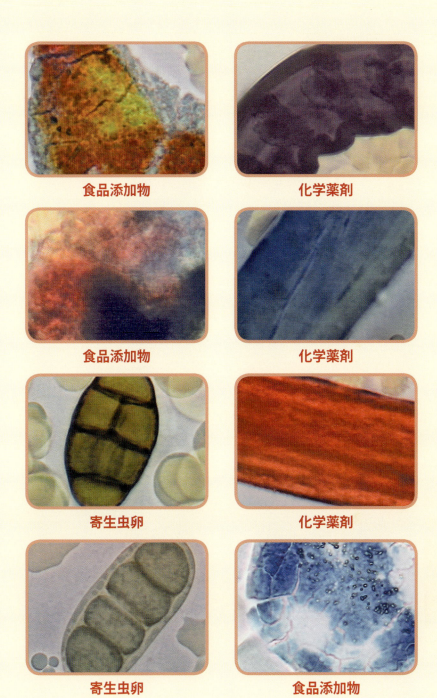

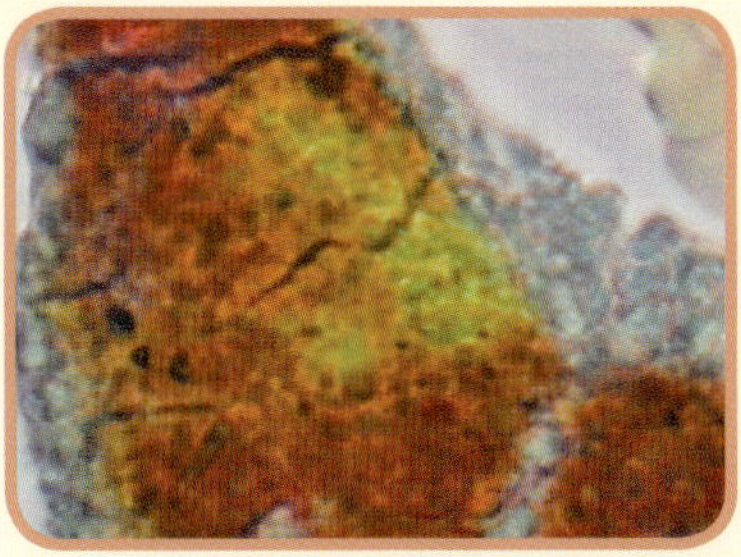

食品添加物

化学薬剤

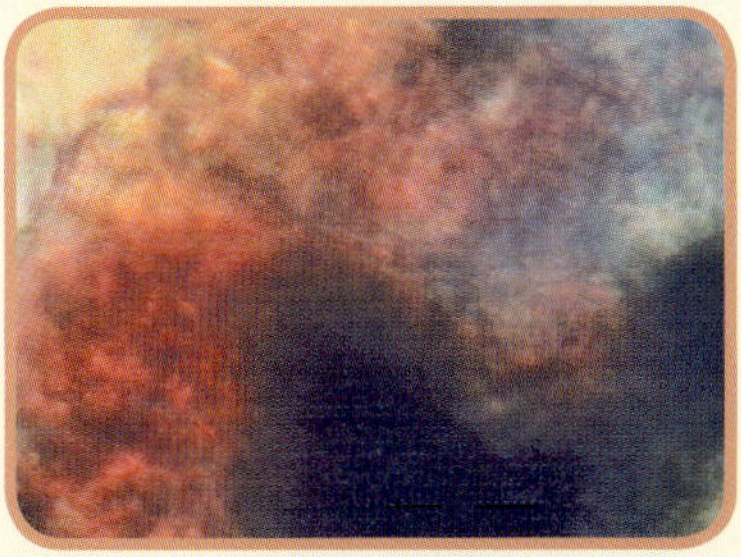

食品添加物

化学薬剤

寄生虫卵

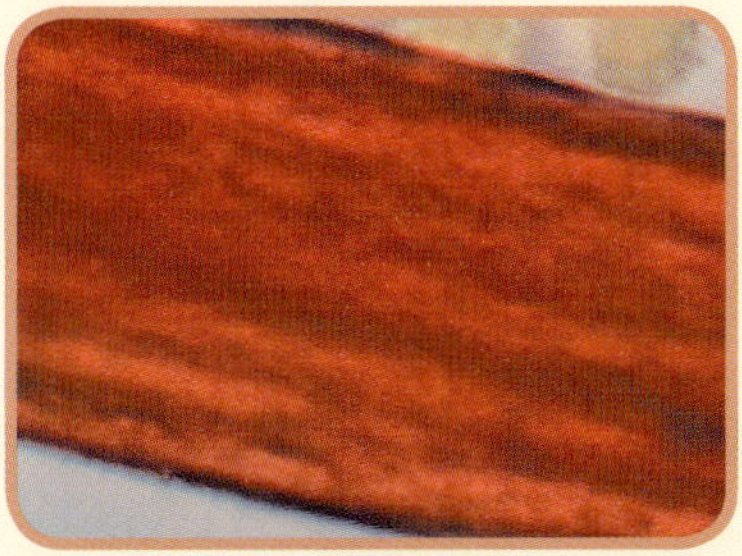

化学薬剤

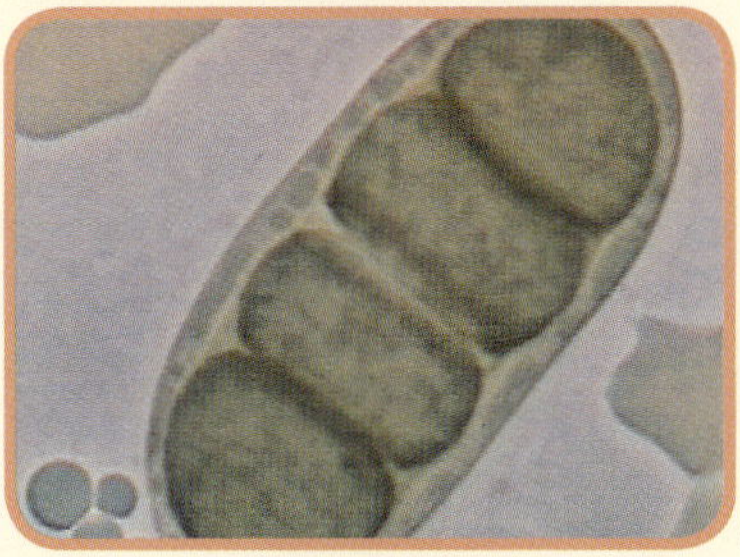

寄生虫卵

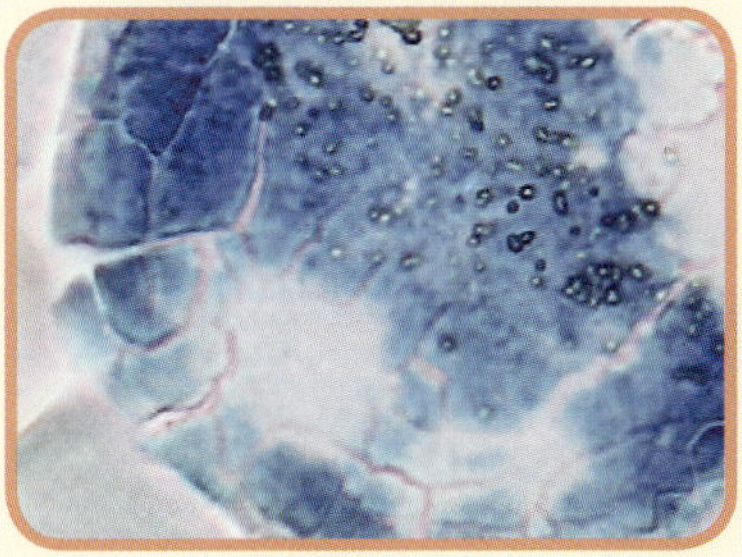

食品添加物

人のからだは「三層構造」になっている（模式図）

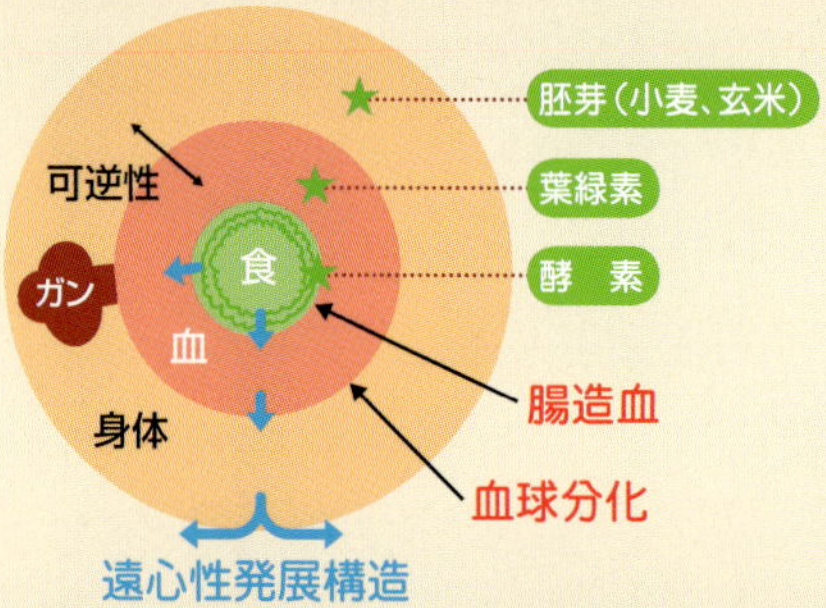

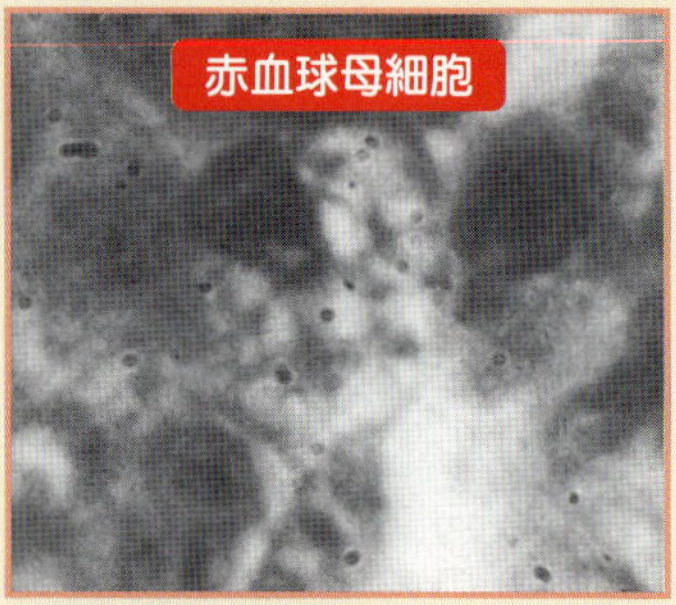

腸で血液がつくられる仕組み（模式図）

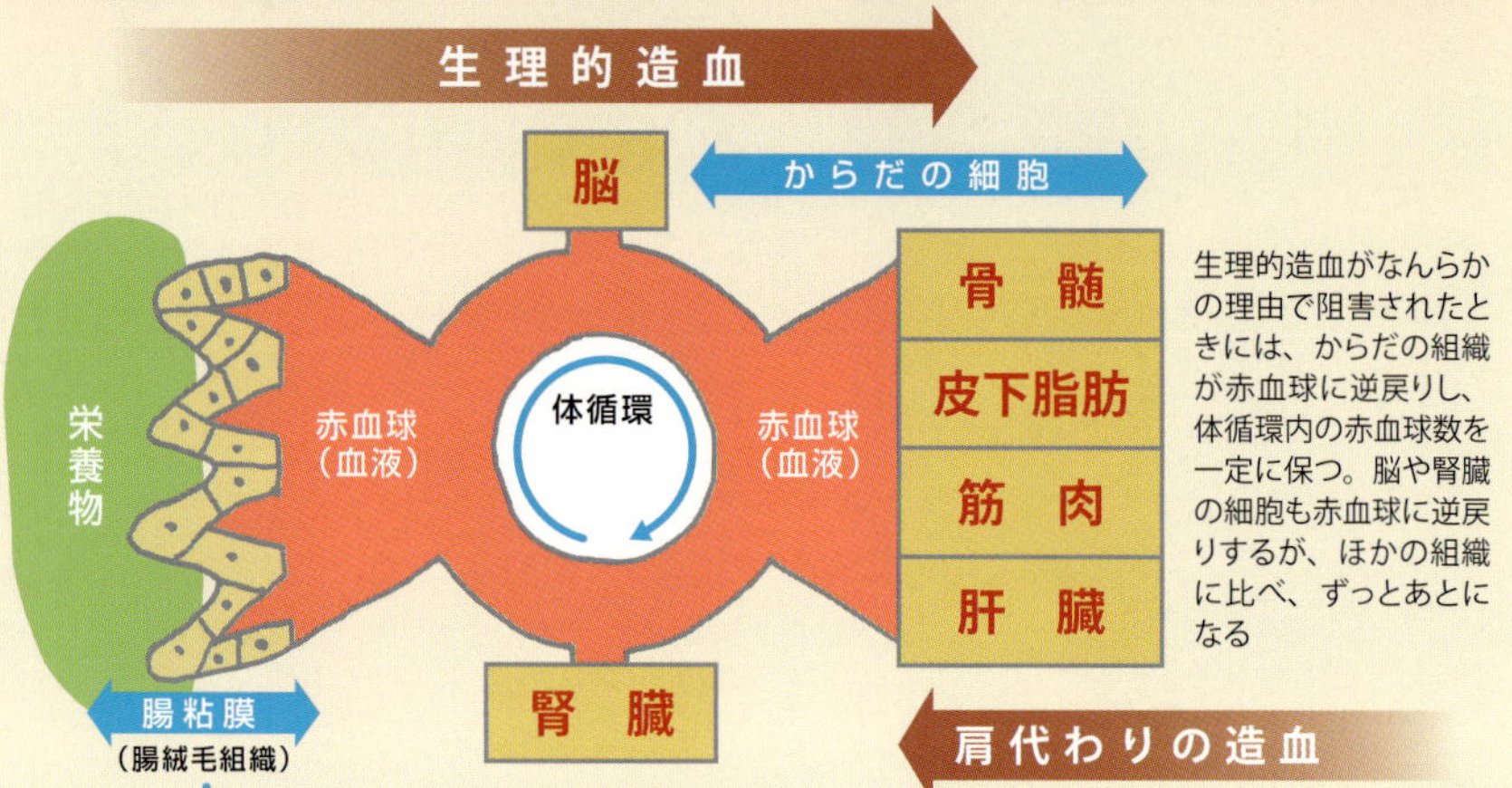

生理的造血がなんらかの理由で阻害されたときには、からだの組織が赤血球に逆戻りし、体循環内の赤血球数を一定に保つ。脳や腎臓の細胞も赤血球に逆戻りするが、ほかの組織に比べ、ずっとあとになる

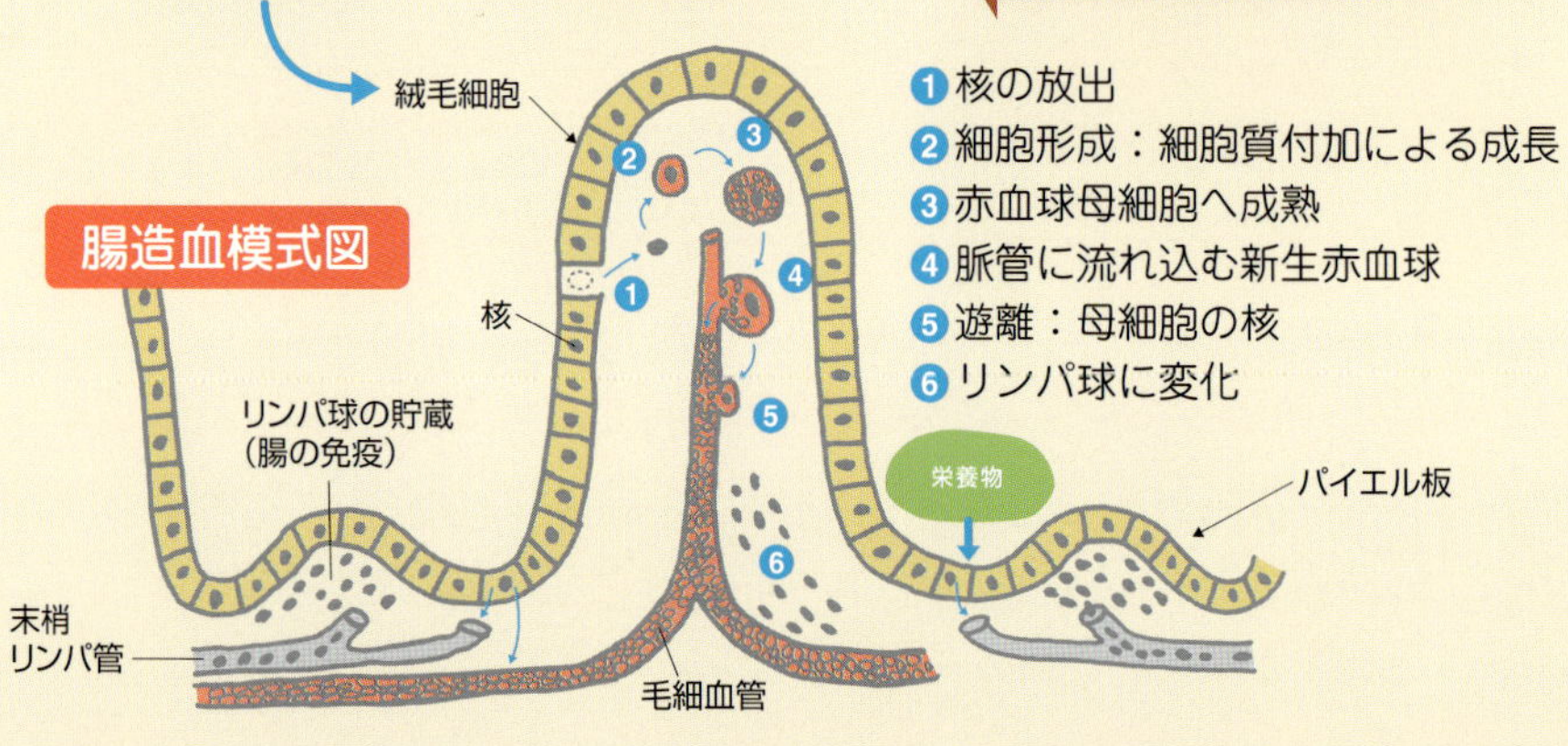

森下流 驚きの自然医食療法ガンにも効く食べかた

目次

第2章

「自然医食療法」のススメ……21

第3章 病気別「自然医食療法」……51

カバー・本文デザイン：島崎幸枝

第1章

「自然医食療法」を知る

血液をきれいにすれば病気が治る！ 健康になる！

血液は本当は腸でつくられている

血液はからだのどこでつくられているか、知っていますか？

ちょっと生物に興味をお持ちの人ならば、血液は骨のなかの骨髄というところでつくられている、と学校で習ったことをおぼえているのではないでしょうか。確かに、教科書などには、赤血球は骨髄のうちの赤色骨髄にある造血幹細胞《ぞうけつかんさいぼう》が変化してできたものであると説明されています。

しかし私は、「血液は腸でつくられている」と考えています。そのメカニズムについては後述しますが、そう解釈すると、病気の発生や回復などについての説明がとても合理的にできるからです。

オタマジャクシは血液をどうつくる？

私が、こういった考えを持つようになったきっかけとなる出来事の一つは、実はいまからもう70年以上も前、昭和20（１９４５）年の敗戦直後のことになります。

当時は、たいへんな食糧難が続いていました。まだ若かった私たち医大生はお腹をすかせ、なんとかして食べ物を探そうとしていました。そんなときに小耳にはさんだのは、戦争中、陸軍が新宿御苑で食用ガエルを養殖していたという話。逼迫した食糧事情のなかで、少しでも足しになればと考えたのでしょう。

私たちはさっそく、〝食料〟の確保に出かけました。残念ながら季節が春だったために食用ガエルはいませんでしたが、カエルになる前の大きなオタマジャクシがたくさんいました。そこで私たちは、容器にいっぱい持ち帰りました。食用ガエルの子なのだから食べられるだろうというわけです。

研究室に戻った私はなんとなく、そのオタマジャクシを食べる前に、血液の様子を見てみようという気になりました。私は既に血液生理学の教室員だったからです。

オタマジャクシの腹側を見ると透き通っていて、なかに腸が渦巻き、上部に心臓が透けて見え力強く拍動していました。それ以外には、臓器らしい臓器は見あたりません。オタマジャクシはずいぶん単純な構造なのだなと思いました。

次にしたことは、オタマジャクシとカエルのそれぞれの血液成分や構造を比べること。そこでわかったのは、カエルとオタマジャクシの赤血球や白血球の形や数がほとんど同じだということです。

カエルの血液が骨髄でつくられているのだとすれば、ほとんど同じ成分・構造の血液を持っているオタマジャクシには骨髄を持つ骨がありませんから、その血液はどこでつくられているのだろうか。オタマジャクシの臓器といえるのは、心臓と腸ぐらいのものだから、ポンプの役目をする心臓ではないとすれば腸しかないのではないだろうか。そのように考えました。

骨髄では血液はつくられていない

医科大学を卒業した私は、神奈川県の旧陸軍病院でインターン（当時行われていた臨床実地研修医）として勤務しました。その間も、「血液はどこでつくられているのだろう……」という疑問は持ち続けていました。

勤務は1年間でしたが、その間、多くの患者さんと接することができました。

まだ敗戦後の混乱の続く時期で、患者さんのなかには、戦争で四肢を失った方々もいました。四肢が失われているということは、人体の骨髄の9割以上がないということになるのです。だとすれば、この方々は極度の貧血状態になっているはずです。ところがそうはなっていません。血液を調べてみても正常な状態です。

先輩や指導の先生にたずねると、残っている骨（扁平骨《へんぺいこつ》）の骨髄でつくられているのだというのです。

私は、これにも疑問を抱きました。骨髄で血液がつくられるためには、骨髄に赤色骨髄がなくてはなりません。しかし、成人になるとほとんどの赤色骨髄は脂肪化して黄色骨髄となります。実際、検査を行うと、患者さんの骨髄は一様に黄色骨髄になっていました。

ここに至り、私は、血液は骨髄以外のところでつくられていると確信できました。

腸壁の粘膜のところに何かがある！

インターンを終えた私は、再び大学で血液生理学の研究生活に戻りました。そして、本格的に「造血の謎」にとり組みました。

私は、人のからだは「三層構造」になっていると考えています。いちばん内側が「食べ物」の層、いちばん外側が「からだの細胞」の層です。その間にはさまれているのが「血液」の層ということになります。

からだの層が外側で、食べ物の層が内側というのは奇異に感じるかもしれませんが、断面で見ると納得いくのではないでしょうか。食べ物の通過する腸は内側にあります。ある意味では、口から食道、胃、十二指腸、小腸、大腸、肛門とつながった消化管という内側は、そのまま外界に接しているということがいえるのです。

それはともかくとして、食べ物↓血液↓からだの細胞という変化を考えると、血液ができるプロセスのカギが腸、それも腸の壁にあるのではないかということに思い至ります。

腸の壁の組織に何か大きな秘密――壮大な自然のマジックがあるのではないだろうかと。

緑の世界から赤の世界へ

腸のなかは、「緑の世界」です。特に草食動物はそうです。腸壁1枚を隔てて血液が巡っているところは「赤の世界」です。そこから血液はからだの各部の細胞へと変わっていって「体細胞の世界」が生まれます。

緑色のもとは「クロロフィル（葉緑素）」。一方の赤色のもとは「ヘモグロビン」です。緑と赤とではまったく異なった存在のように思えますが、両者の化学構造は非常に似通っていて、中心にある金属元素が、クロロフィルでは〝マグネシウム〟、ヘモグロビンでは〝鉄〟という違いだけです。

食べ物で取り込まれたクロロフィルが腸壁を通り抜ける過程で、「マグネシウム→鉄」という変化が起きるのです。それによって、血液（赤血球）が誕生するのです。

赤血球母細胞が腸の粘膜に

血液が腸でつくられるということを裏づける事実が、もう一つあります。

それは、赤血球のもとになる細胞――赤血球母細胞《ぼさいぼう》が腸粘膜の、特に腸絨毛組織《ちょうじゅうもうそしき》内で見られるという点です。腸壁にある上皮細胞《じょうひさいぼう》から変化するこの細胞には数十個の赤血球が形成され、腸壁絨毛の中軸にある血管に接触すると、その血管内に赤血球を放出します。

こうして新しい赤血球が全身を巡ります。

実際は、口絵ページにあるようにもっと複雑なプロセスをたどりますが、ここでは、腸のなかで、食べ物が腸壁の粘膜内にとり込まれ、さまざまな変化が生じていく過程で血液がつくり出されるということ、そしてその血液がからだの細胞へ変わっていくのだということをご理解いただきたいと思います。

赤血球数を一定に保つ肩代わりの造血

なお、骨髄でまったく血液がつくられることはないのではなく、緊急処置としてつくられることはあります。たとえば、長期間断食を試みるなどの理由で赤血球の材料が腸から補給されなくなった場合などです。

生理機能を維持するためには、赤血球の数は一定に保たれなくてはなりません。

したがって、腸で赤血球がつくれなくなった場合、「からだの細胞→赤血球」の逆戻りが起こります。これを「肩代わりの造血」と呼んでいます。これは、骨髄だけではなく、脂肪や筋肉、肝臓などの細胞でも起こります。しかし、これは通常の生理的な働きではありません。

ガンは今後も増え続ける

私のクリニックには、ガンの患者さんが日々数十人も訪れています。クリニックは東京にありますが、患者さんは都内や近郊からだけではなく、全国からお見えになります。多くの方が、別の医師から半年、1年といった余命宣告を受け、わらにもすがる思いで来院されます。

わが国では今日、3人にひとり以上の人がガンによって命を落としています。2014年1年間には、約36万8000人がガンで亡くなっています。そして今後も、増え続けると見られています。

これほどまでにガンで亡くなる人が増え続けている背景には、現代医学のガン治療のありかたが誤ったほうを向いていることがあります。その根底には、ガンがどのようなメカニズムで発生するのかを正しく解明できていないという現実があります。

現代医学はガンの発生を説明していない

現代医学では、ガンの発生メカニズムを次のように定義しています。

「なんらかの原因で正常な細胞が突然変異を起こし、無制限に細胞分裂して増殖し始めたもの」

この考えかたは、二つの点で誤っています。まず一つめは、ガンの発生メカニズムを明らかにしていないという点です。「なんらかの原因」ということでは、原因が特定できていなく、何もわからないことと同じです。「突然変異」というのも、便利な表現ですが、具体的なプロセスがわからないからこういっているのです。いずれも、科学的な説明ではありません。

二つめは、「無制限に細胞分裂して増殖する」という誤りです。無制限というのはとどまるところがないわけですが、全身がガン細胞に埋め尽くされたという例はありません。

また、仮に細胞分裂によって増殖が起こるのであれば、通常は細胞の形が同じか似ていなくてはなりません。ところが、ガン細胞の形状はバラバラなのです。

つまり、現代医学では、ガンのことが何もわかっていない、ということなのです。

汚れた血液がガンを引き起こす

それでは、ガンの発生メカニズムは、実際はどうなっているのでしょうか。既に述べてきたように、食べ物が腸で血液に変わり、さらにからだの細胞へと変化するというメカニ

病気の起こる仕組み（模式図）

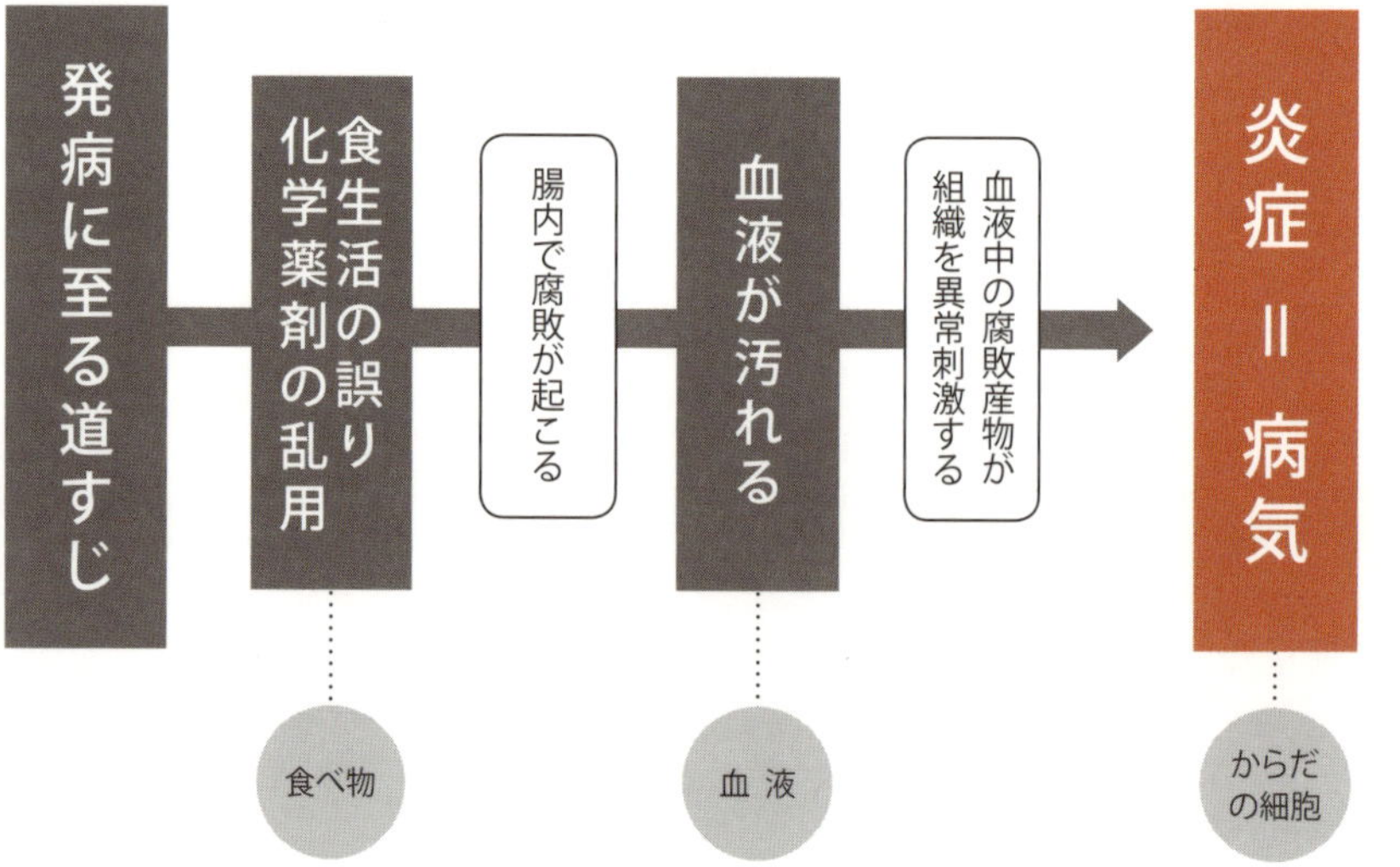

ズムを前提にすると、とてもわかりやすく説明できるのです。

ガン細胞もからだの細胞の一つですから、血液が変化してできるものだということになります。さらには、そのおおもとが食べ物であることもわかります。

つまり、毎日口にしている食べ物によって血液の状態が左右されるわけです。もし、さまざまな有害物質が混ざった食べ物をとると、そこから生成される血液にもそうした物質が混ざってしまいます。

口絵ページの写真は、クリニックを受診された患者さんの血液の顕微鏡写真です。健康な血液では見られない、さまざまな夾雑物《きょうざつぶつ》（プラーク）が写っています。これらは、50〜60年前ならば比較的少数でしたが、20〜30年前からは出現数が多くなり、種類なども増えてきました。

たとえば、病原菌、そして窒素酸化物や食

品添加物などのさまざまな化学物質……。こうした夾雑物で、現代人の血液は汚れ切っているのです。

夾雑物などで汚れた血液から細胞ができるのならば、その細胞が正しく働くことはできないはずと、容易に想像できるのではないでしょうか。

そうした機能不全の細胞が、ガンの正体なのです。

ほとんどの病気の原因が血液の汚れ

ここでは、ガンが発生するメカニズムを紹介しましたが、ガンに限ることなく、多くの病気はほとんど同じようなプロセスで起こるのです。

機能不全の細胞がガンを引き起こすこともあれば、それ以外の慢性病に発展することもあり得ます。「体細胞の世界」に発生する病変（炎症）の起こりかたが夾雑物（プラーク）の状態によって千差万別であるためです。

いずれにしても、病気や体調不良のおおもとは、血液の汚れにあるといえます。

ガンの三大治療法の誤り

多くの人がご存じのように、ガンの三大治療法は、手術療法、放射線療法、化学療法（抗ガン剤などの投与）ですが、私はこうした療法は、すべて的外れだと考えています。というのも、「発ガンプロセスを正しく捉えた考えかた」が土台になっていないからです。

手術療法は、患部をとり除けばガンは治るという考えかたから行われていますがこれは間違いです。

ガンは血液の汚れを原因とする全身病です。患部である「ガン腫《しゅ》」はその結果として出現したものなのです。ですから、おおもとの原因である汚れている血液を放置したままでは、ガン腫だけをとり除いても治ることはありま

食生活と健康の関係

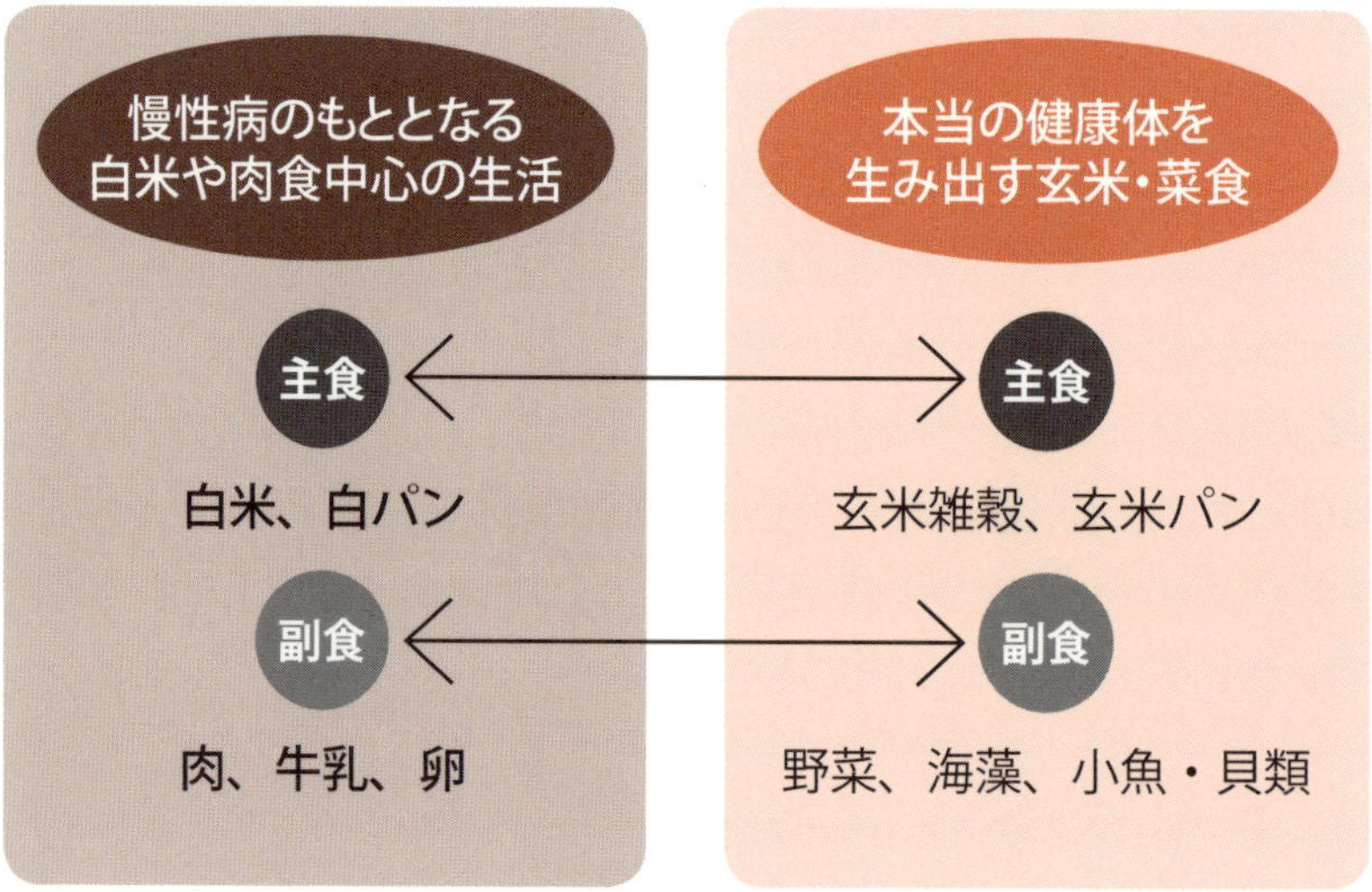

せん。

放射線療法も広く行われていますが、放射線そのものが代表的な発ガン因子ではありませんか。健全な細胞を侵してしまい、ガンが広がる結果になります。

同様に抗ガン剤などの化学薬剤も、ガンをたたく一方で、健康な細胞にも決定的なダメージを与えることになります。

自然医食療法でガンも慢性病も治す

それでは、ガンを治す手立てとしては何があるのでしょうか。

ここまでお読みいただいていればおわかりのように、「血液の汚れをとり除く」ことこそがガンの根治療法にほかなりません。

また、ガンだけでなく、すべての病気が血液の汚れを原因としていますから、それらも同様に、血液の汚れをとり除くことで、多くのケースは回復に向かうと考えられます。

自然医食療法の四つのポイント

1 正食
病気の原因となる食べ物をからだのなかに入れない

2 整腸
血液を汚す原因である毒素を発生させないように、腸内の細菌叢を整える

3 浄血
血液をきれいにする

4 細胞賦活
細胞を活性化させ、自然治癒力を強める

もちろん、「ふだんから血液をきれいに保っておき、ガンのみならずさまざまな体調不良や病気の予防を心がけたい」という場合にも、基本的な対策は共通しています。

血液の汚れをとり除くのは、「自然医食療法」が最も効果的かつ効率的です。

ここで、ガンや病気の発生についてもう一度整理して見てみましょう。私たちのからだには、食べ物が腸で赤血球になり、体内の各部を巡って細胞に変わる、というシステムがあります。

そのシステムが正常に働いていればよいのですが、腸から吸収されてしまった夾雑物（＝毒素）や正しく働かなくなった赤血球がからだのなかを巡ると、からだの組織に炎症が引き起こされます。これがすべての病気の実体ですが、その炎症が慢性化して、ガンになることもあるのです。

いちばんポイントとなることは、ガンや慢

性病のスタートラインが「食べ物」であるという点です。

そこで、血液を汚さない食べ物を積極的にとるようにし、腸のなかを常に健康な状態にしておくこと——このことがガンを治し、また防ぐことになります。もちろん、さまざまなからだの不調や病気についても、同じように治し、防ぐことができるのです。

「病気の治療・予防は食生活がカギ」

このように覚えていただきたいと思います。

自然医食療法＋運動＋精神状態

次章より、「自然医食療法」の説明を具体的にしていきますが、その前に、一つだけ申し上げておきたいことがあります。

「自然医食療法」は、食生活の改善が中心となりますが、併せて、運動を心がけていただきたいのです。たとえばウオーキングなどをおすすめします。歩く速さや時間などは、個人差があって一概にはいえませんが、「息が弾むくらい」「動悸を意識するくらい」を目安に自分なりのやりかたを決めるとよいでしょう。

さらに、「自然医食療法」の原理をしっかりと理解したうえで、確信を持って実践していただきたいということです。前向きの精神状態を生んで、病気回復・健康維持の決め手となるものです。

第2章

「自然医食療法」のススメ

私たちはますます不健康になっている

欧米型の食生活がからだをむしばむ

食事は、私たちが生命活動を維持することに必要な栄養をとるためには欠かせません。そのため、小さいころから好き嫌いは強く戒められ、栄養が偏らないようにといい聞かされてきたものです。また、カロリーをたくさんとり、体格の向上も目指してきました。

特に戦後は、欧米諸国の水準に追いつけとばかりに、食生活を根本から変えようという動きが続いてきました。菜食が中心だったかつての日本の食生活は排除され、高カロリーで高たんぱくの欧米型の食生活がよいものだということで、積極的にとり入れてきたものです。

ところが、こうした欧米型の食生活が、本当は私たちの健康をむしばんでいたのです。

現代医学と現代栄養学の誤った考えかた

序章で述べたように、現代医学ではガンの発生を説明できていません。これと同じように、正しいものだとして私たちがみじんも疑っていない現代栄養学も誤った方向へと進んでいます。

一例をあげると、分厚いステーキを食したとき、ある人は満足感を抱きます。別の人は、胃にもたれてしまって下痢を起こすかもしれません。

現代医学・現代栄養学の誤り

現代医学

ガンをはじめとする病気の発生メカニズムを正しく説明できていない

誤った治療！

現代栄養学

カロリー信仰

単純な「足し算」でしか食べ物を捉えていない

消化作用

「分解・吸収作用」であると捉えている。正しくは食べ物から生命体（たんぱく質）が合成されるプロセス

欧米型の食生活は優れている

誤解！

高たんぱく ＋ 高カロリー ＝ 体格の向上

体格が大きくなるのは、体内に蓄積される老廃物質・腐敗物質の濃度を薄くするためであり、決してよいことではない

例

肉を食する ▶ 腸内で腐敗する ▶ 血液を汚す ▶ からだの細胞に異常

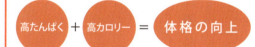

食べ物の栄養効果は、人によってまったく異なるものであるはずです。

現代栄養学では、栄養分やカロリーを、人それぞれの個性にはお構いなく、「足し算」で考えてしまっています。

さらに現代栄養学は、消化について誤った認識をしています。

いわく「食べ物が体内で分解され、アミノ酸やブドウ糖、ビタミンなどの栄養素として吸収される」。

しかし、食べ物は、「消化されることで赤血球となり、さらにからだの細胞に変わっていく」のです。つまり、消化というのは「分解・吸収」ではなく、「からだをつくる組み立て工程」なのです。

腸内の腐敗が病気や不健康を引き起こす

欧米型の食生活がなぜよくないかという理由のなかで、最も重要なものを紹介します。


さまざまな病気は、基本的には「炎症と呼ばれる病理反応」を引き起こします。

からだの細胞に異常が生じる原因は、「食→血→体」のプロセスをたどると、血液の汚れであることがわかります。そして、おおもとのところに、食べ物に原因があるということになるのです。

欧米型の食生活――たとえば肉類を食したとき、腸内で腐敗現象が起こりやすくなります。肉のなかのアミノ酸がその元凶です。

高カロリーであり高たんぱくで、現代人にはなくてはならないとされてきた肉類に、皮肉にも現代病とされているさまざまな病気の原因、不健康のおおもとが潜んでいたというわけです。

あとで詳しく説明していきますが、肉類のほか、牛乳や卵も肉類と同じ系統の食べ物です。病気を引き起こしたり、不健康な状態を続けてしまう原因となります。

三大危険食品は肉・牛乳・卵

こんなものを食べていると病気になる

動物性たんぱく質をとると腸内で腐敗する

前の節では、病気の原因となりやすい食べ物として肉・牛乳・卵を紹介しましたが、ここでもう一度、この三つの食べ物について考えてみましょう。

血液を見ると、その人の食生活がどのようなものであるのか、だいたい推測できます。肉や牛乳、卵といった動物性たんぱく質をたくさん食べている人の血液は、ひと言でいうととても汚れています。どす黒い色をしていて、コレステロール値、血糖値などが高くなっています。しかも、粘りけがある――まさに、血液ドロドロ状態です。

では、どうしてこのような状態になるのでしょうか。自然医食療法の考えを最初にいってしまいますと、動物性たんぱく質をとると、腸内で腐敗し、毒素を発生させるからです。

動物性たんぱく質は腸内バランスを崩す

腸のなかには、約１００種類の腸内細菌が１００兆個以上分布しています。細菌とはいっても、人体に悪影響を及ぼすいわゆる悪玉菌のほか、乳酸菌などのように健康によい善玉菌も存在しています。これらが、腸内でバランスをとり合って健康を保っているのです。

腸内に肉が入ると、悪玉菌の一つであるウェルシュ菌が増えます。この菌は、肉類などに含まれているアミノ酸を分解してアミン、アンモニア、スカトール、インドール、硫化水素などといった腐敗産物を生み出すうえ、毒素である病的ウイルスまでも発生させるのです。こうした腸内でできる血液が健康的なものであるはずがありません。肉がからだに必要不可欠のたんぱく源であり最高のスタミナ食だという盲信は捨て去ってください。

なお、欧米の人々の場合、長い歴史のなかで肉を食してきました。そのため、肉食に適応して腸が短くなっていて、腐敗物質などが長くとどまらない構造になっています。とはいっても、近年、欧米諸国でも弊害が出てきていて、ガンや心疾患などの「文明病」が多発しているのも事実です。

アレルギー体質やガン体質の原因も食べ物

たんぱく質やカルシウムを含み、代表的な完全栄養食品であるとされているのが牛乳ですが、自然医食療法のなかでは、動物性たんぱく質ですから、病気を引き起こす食べ物の一つとしています。肉と同様に腸内に毒素をつくり出して血液を汚します。

また、牛乳のたんぱく質のカゼインは血液のなかに異種たんぱく質として入り込み、アレルギー体質をつくり出してしまいます。さらに進めばガン体質となる牛乳は、有害な食べ物にほかなりません。

卵も栄養食品の代表のようにいわれていますが、有害な食べ物なのです。卵のたんぱく質も腸内では処理がうまく行われず、そのまま腸壁から血液中に入り込んでアレルギー体質、ガン体質をつくり出してしまいます。

そもそも、牛や鶏の飼育形態そのものが、抗生物質の混ざった人工飼料を用いたり、昼夜の区別なく人工照明を当てるなどしています。このように不健康に育てられた牛の乳や鶏が生む卵が、健康によいわけがありません。

病気を引き起こす三大危険食品

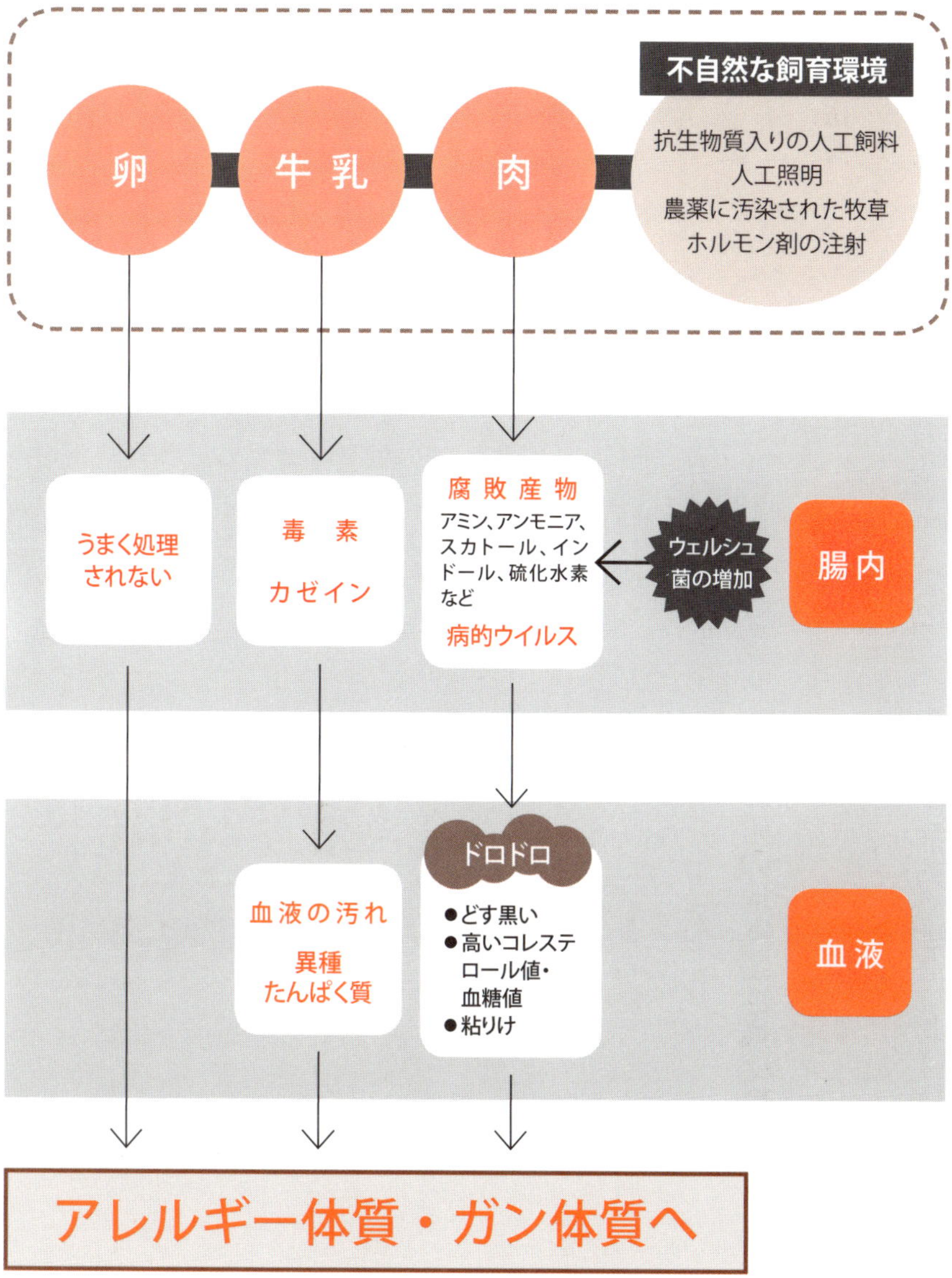

食べ物のとりかたで体質を変える

完全な健康体である「中庸」に近づける

体質には陽性と陰性があり中間がいい

自然医食の考えでは、病気や健康と食べ物の関係について考える場合、からだの生理機能そのものを踏まえる必要があるとしています。そこで、まず第一に考えなくてはならないのが、体質ということです。

もちろん体質は、10人集まれば10通りのものがあるはずですが、昔から東洋医学では大きな枠組みとして「陽性体質」「陰性体質」というくくりかたをしています。

■陽性体質

活性度が高い。基礎体温が高く、血液が濃い。性格的にも陽気で、行動は積極的。東洋医学でいうと男性的体質。

■陰性体質

活性度が低い。基礎体温が低く、血液が薄い。性格はおとなしく、行動は控えめ。東洋医学でいうと女性的体質。

私たちの体質は、陽性か陰性のどちらかです。その一方への偏りが大きいほど、健康が阻害されていると判断できます。両者の中間を「中庸」といい、完全な健康状態となります。

陰性体質の人は慢性病に悩まされやすい

病気になるというのは、体質の陰陽バランスが崩れるということです。陽性、陰性どちらに偏りすぎても健康を損ねます。

陽性と陰性の体質

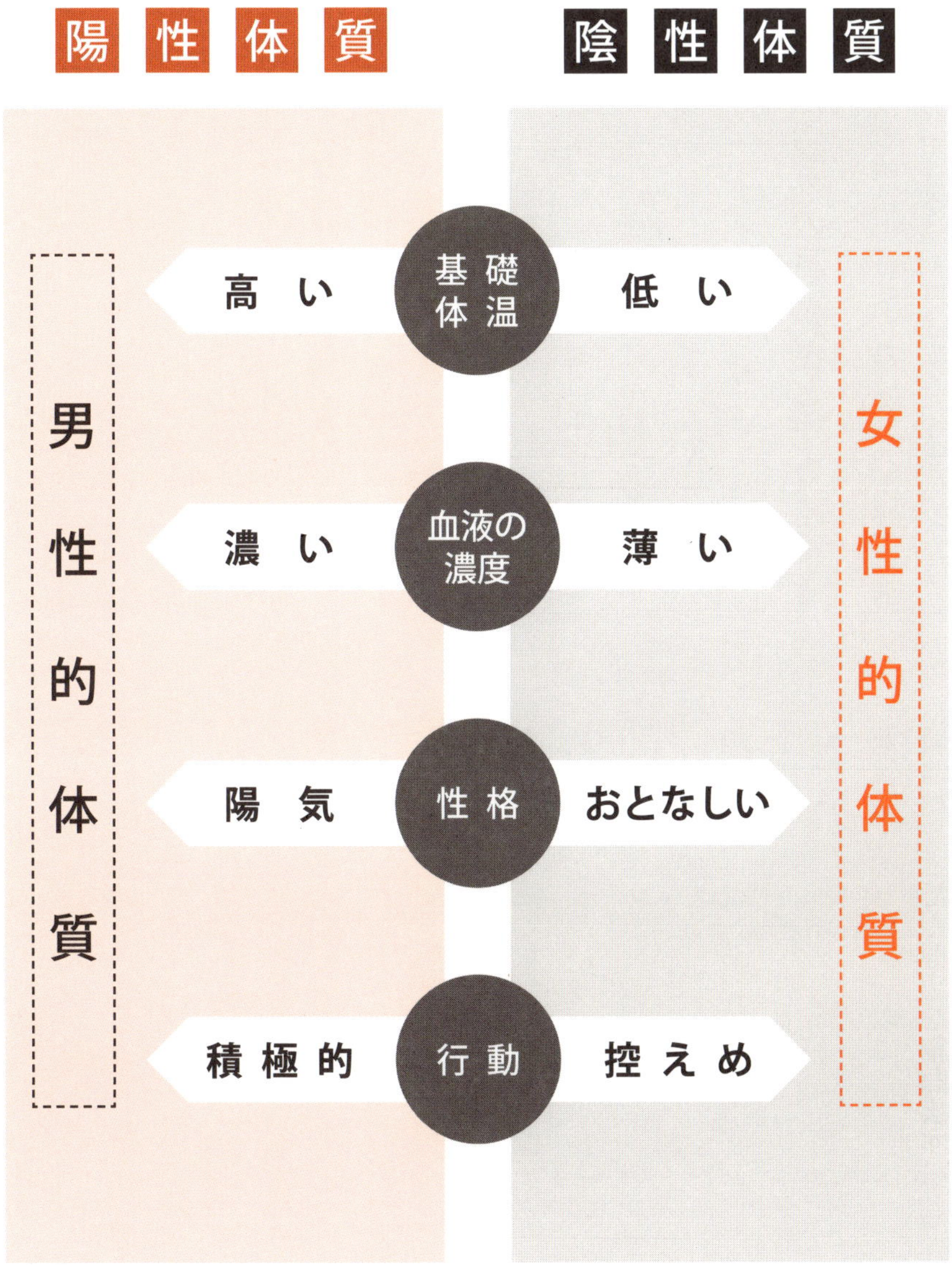
陽性体質
陰性体質
男性的体質
女性的体質
基礎体温
高い
低い
血液の濃度
濃い
薄い
性格
陽気
おとなしい
行動
積極的
控えめ

ただ現代人は、陰性に傾くことで発病するケースが多くなっています。ガンをはじめとして、腎臓病、糖尿病、肝臓病など生活習慣病は、ことごとく「陰性病」であるといえるのです。

陰性体質の人は体力が減退していることが多く、さらに代謝が鈍くなります。こうしたときに腸内で腐敗物質ができやすく、血液が汚れ、病気を引き起こします。この結果、生活習慣病などの慢性病が起こりやすいという状態に陥ります。

慢性病は、なかなか回復しないというのが特徴で、それゆえ現代人は半病人状態が続き、いつもなんとなく調子が悪いという人が多いのです。

積極的に陽性の食べ物をとるようにする

自然医食療法の考えかたでは、健康を維持するあるいは体調不良を改善するためには、体質を中庸に傾けるべきとしています。

特に慢性病に悩んでいる陰性体質の人は、体質の陽性化を考えましょう。現在は健康でも、生活習慣病のような慢性病の予防をするときにも、体質が陰性に傾かないようにすることが大切です。そのため、体質を陽性化する食べ物を中心にとります。

そして、陰性の食べ物をできるだけ避けることが大切です。陰性の食べ物には、葉もの野菜や果物があります。また、水や砂糖なども陰性の食べ物ですから、避けましょう。

積極的にとりたい陽性の食べ物には、自然な岩塩、海塩以外に次のようなものがあります。

根菜類……ニンジン、ゴボウ、レンコンなど
ネギ類……ネギ、ワケギ、ニンニクなど
イモ類……ジネンジョ、ヤマイモなど
海藻類……ワカメ、塩コンブなど
漬け物……たくあん、みそ漬けなど

自然医食療法の四つのポイント

病気回復や健康維持は四つの段階で

動物性たんぱく質などは食べてはいけない

ガンや生活習慣病などの病気を引き起こすのは血液の汚れであり、血液を汚すのは肉や牛乳、卵といった動物性たんぱく質の食べ物であることを説明してきました。

それでは、こうした病気を治す、あるいは防ぐにはどうすればよいかということになります。

もうおわかりのように、食生活を改善することなのです。まずは、血液を汚すような食べ物をできるだけとらないようにしましょう。

そして、人体に本来備わっている「自然治癒力」を強化することによって病気を治したり防いだりすることが大切です。

それが、「自然医食療法」あるいは「自然医食」と呼ばれるものです。

19ページで、「自然医食療法」のポイントとして次の4点をあげていますが、それぞれについて、もう少し詳しく説明しておきましょう。

①**正食**……病気の原因となる食べ物を極力避け、人間本来の食性（穀菜食性）に合った食生活を行なう

②**整腸**……血液を汚す原因である毒素を発生させないように、腸内の細菌《さいきん》叢《そう》を整える

③**浄血**……血液をきれいにする

④細胞賦活…細胞を活性化させ、新陳代謝を高めて自然治癒力を強化する

①については、病気の原因となるのは肉や牛乳、卵ですが、加えてハムやチーズなどこれらの加工食品も含まれています。

そのほか、白米や白パン、精白小麦粉製品（うどん、ラーメンなどやスナック菓子）、化学調味料、白砂糖食品、食品添加物の入った食品、動物性脂肪、市販の天ぷら・フライ類、大魚の部分食（刺身や切り身など）なども避けたい食べ物です。

腸内細菌叢を整えれば健康になれる

②の腸内の細菌叢は「大腸内フローラ」とも呼ばれ、健康と深く関わっています。

細菌叢は、年齢とともに変化します。生まれて間もない赤ちゃん（特に母乳栄養児）の腸内はビフィズス菌が非常に多い状態です。

そして年齢を重ねるにつれて、健康にとってよい菌である善玉菌や逆に健康を阻害する悪玉菌など、さまざまな細菌がすみつき始めます。前述したビフィズス菌は健康を守る善玉菌です。

成人になると、バクテロイデスやユウバクテリウム、連鎖球菌などの嫌気性菌群とビフィズス菌が、善玉菌として共存し、安定します。

しかし、偏った食生活などにより腸内環境を悪化させると、悪玉菌の代表的なものであるウェルシュ菌などが頭をもたげ出すのです。

健康を保つためには、食生活の改善が不可欠です。腸内の細菌叢を善玉菌優位の状態に整えれば、毒素発生が抑えられ、赤血球の質もよくなるので、きれいな血液がつくられるわけです。

その結果、細胞が活性化して、病気を撃退したり、また食い止めたりすることができるようになります。

腸内にすむ細菌の増減の変遷（イメージ）

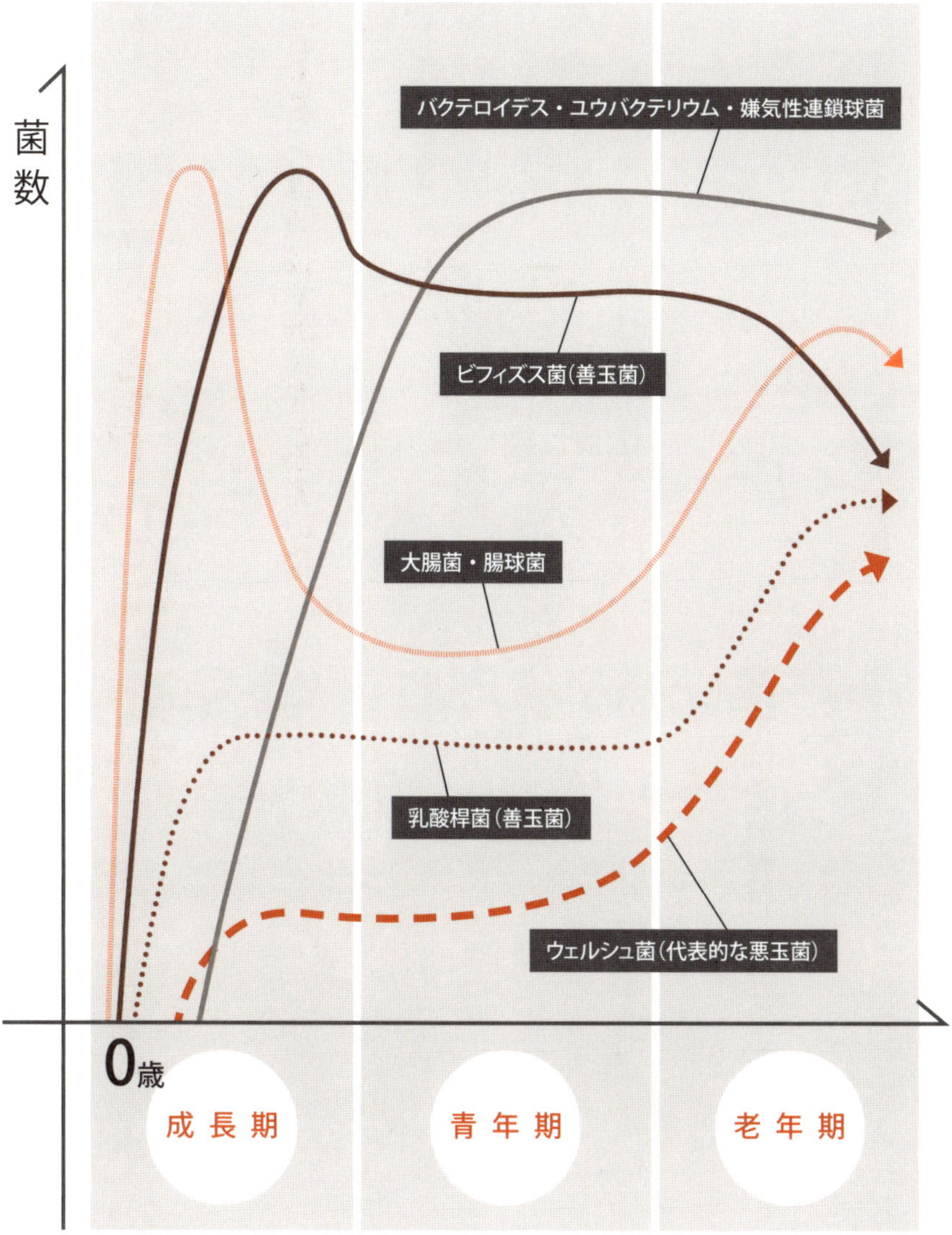

自然医食療法は玄米・菜食で

玄米や野菜を中心にとれば健康になる

人はもともとは穀物や野菜をとっていた

自然医食療法のポイントは、「玄米・菜食」をベースにすることとです。

しかし、今日の日本人は欧米型の食生活に慣れ切っています。また、和食でも、主食は白米、おかずは肉類などが中心です。魚を食べているとはいっても、刺身や切り身といった大魚の部分食が多いのではないでしょうか。

そうした食生活を日々送っている人にとって、自然医食療法はなかなかとっつきにくいかもしれません。しかし、こうした食生活を続けていると、ガンや生活習慣病への道をまっしぐらに進んでいると考えて間違いありません。思い切って食生活のパターンを変えることをおすすめします。

もともと人は、穀物や野菜を中心としたものを食べていたのです。肉を食べるようになったのは、長い人類の歴史のなかではずっとあとになってからのことです。特に日本人は、肉をたくさんとるようになったのは、戦後のこと。それだけ日本人の生理にはなじまないものといえます。

玄米はそれだけで完全栄養食品

玄米は、未精白の米で、もみ殻の外皮だけをとり除いたものです。たいへんバランスのとれた食べ物で、ほかの食べ物が複数の食べ

玄米と白米の栄養成分の比較

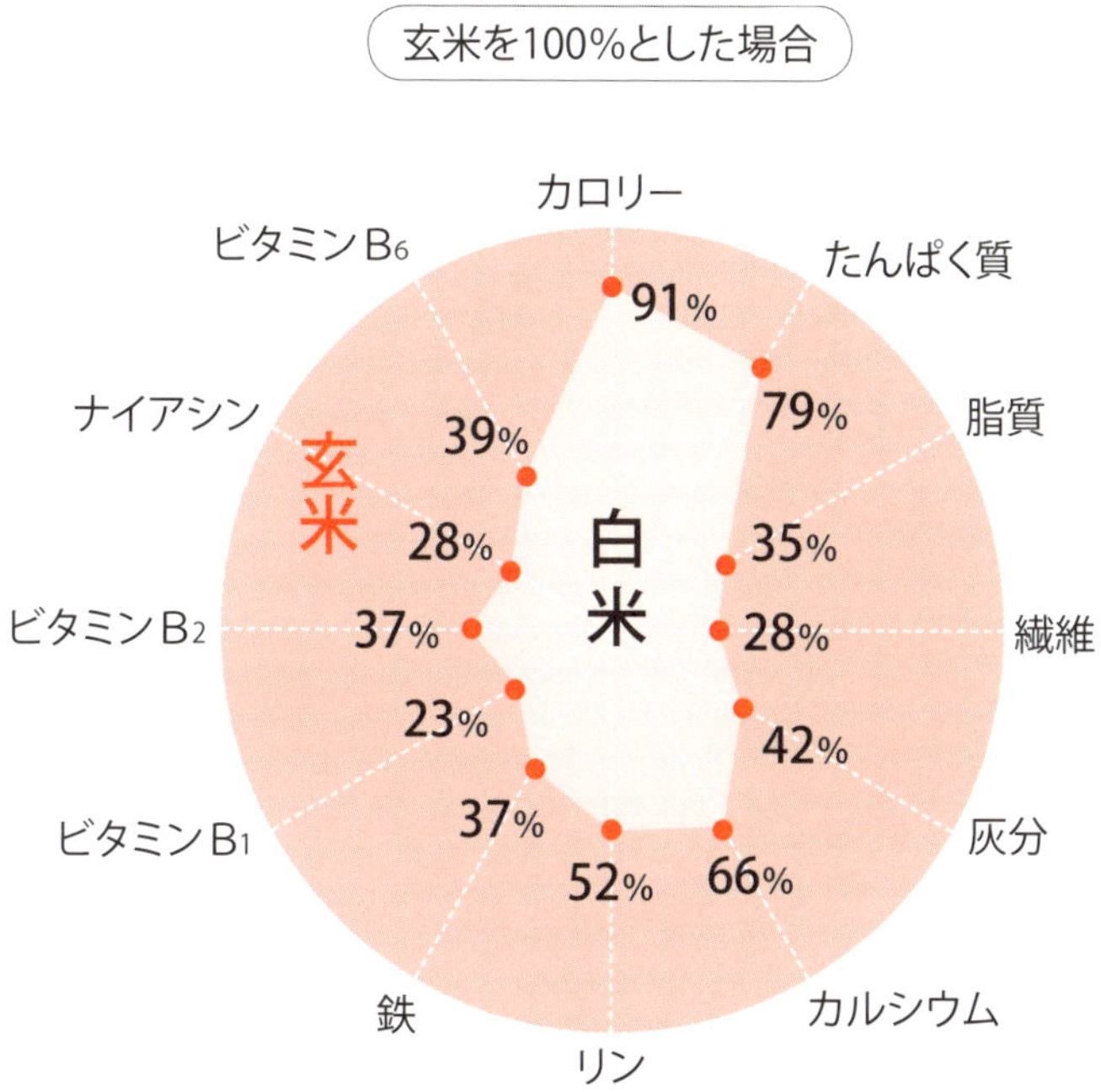

玄米の構造と主な栄養成分

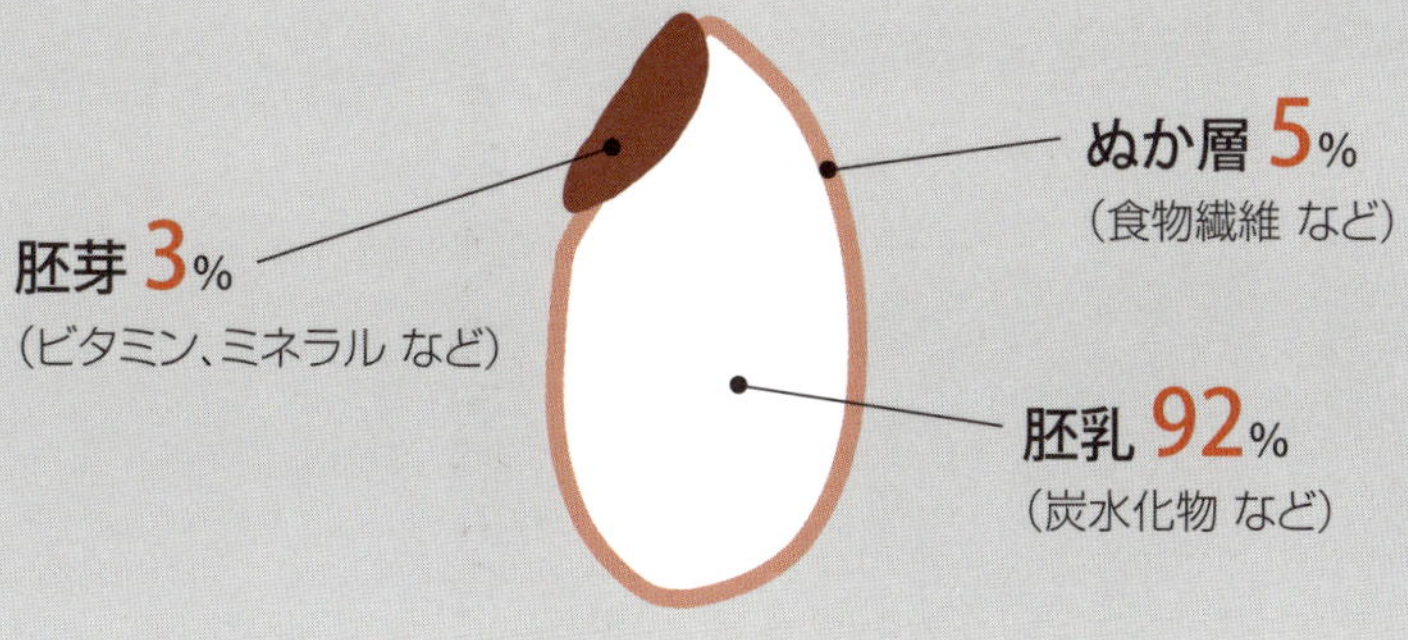

物と組み合わせてバランスをとる必要があるのに対し、玄米は、それ自体が完全栄養食品だといえます。

通常食べている白米は、胚芽もぬか層もとり除かれた状態のものです。最近注目されている胚芽米は、玄米からぬか層を除いたものです。つまり、玄米→胚芽米→白米という順に精白が進んでいるわけです。

一般的に最もおいしいとされている白米ですが、栄養的に見ると、最もアンバランスなものになっています。米の大部分を占める胚乳の主成分は、炭水化物です。炭水化物は最も重要な栄養成分ですが、それだけでは効率よく働いてはくれません。胚芽やぬか層に含まれる各種のミネラルやビタミン、酵素などの有効成分があってはじめて有用性を発揮できるのです。ですから、白米よりは胚芽米、胚芽米よりは玄米をおすすめします。

なお、玄米に雑穀を加えると、さらに主食としてのパワーは高まります。キビやアワ、マルムギ、ソバ、ハトムギ、ヒエやアズキ、クロマメなどを混ぜるとよいでしょう。

なお、玄米を食べるときには、できるだけ回数多く噛むことが大切です。少なくとも50回は噛みましょう。

血液をきれいにする食べ物を組み合わす

おかずの基本は、季節の野菜、海藻類、小魚や貝類、発酵食品を適宜に組み合わせてとるようにしてください。

野菜類は、根菜（皮つき）、葉菜、ネギ類をおすすめします。海藻は浄血効果も大きく、肝機能を強化しますので、毎日とるようにしましょう。小魚や貝類をとる理由は、全体食ができるミネラル食品であるうえ、食物連鎖の高いところにいる大魚に比べて化学物質の蓄積度合いが低いからです。発酵食品は、腸内環境の浄化に威力があります。

胚芽・葉緑素・酵素が健康を強化する

毎日必ずとりたい三大健康強化食品

ハウザー五大驚異食品の見直しが原点

昭和31（１９５６）年、ハリウッドで注目を集めた「ハウザー五大健康食品」が日本にも上陸しました。

当時、自然医食の研究が進むなかでも、このハウザー五大食品の日本人への適合性が検証されました。結果は、次のようなものです。

■ハウザー五大食品の適合性

小麦胚芽（◯）、脱脂粉乳（×）、黒糖蜜（△）、ビール酵母（◯）、ヨーグルト（◯）

五大食品のなかでは小麦胚芽の適合性が発見されました。またビール酵母とヨーグルトについては日本の発酵技術の応用で、より整腸効果の大きい酵素をつくり出せることがわかりました。

ハウザー五大栄養素を基本に、葉緑素を加えた「胚芽・酵素・葉緑素」が、「森下三大健康強化食品」となります。

胚芽は血液をきれいにし動脈硬化を予防

玄米・菜食を中心とした食生活を続ければ、多くの病気が回復しますし、そうした病気の予防にもつながります。それに加え、朝・昼・夕食のどこかで、「三大健康強化食品」をとると、自然医食療法はほぼ完全になります。

まずは、胚芽です。前項で、玄米が栄養的に完全にバランスのとれている食べ物であることを説明しました。玄米と精白した白米とを比べたときに白米に欠けているものが胚芽。つまり胚芽は、とても重要な部分なのです。

胚芽にはリノール酸やリノレイン酸といった植物性不飽和脂肪酸が含まれています。また、各種のビタミンも豊富です。これらの成分は、血液をとてもクリーンにしてくれます。血液中のコレステロールをとり除いてくれ、動脈硬化も予防します。

葉緑素は血液を浄化し細胞を若返らせる

13ページの血液のつくられかたのところでも説明しましたが、葉緑素と赤血球（ヘモグロビン、血液）の化学構造は似通っています。そのため、食べ物として葉緑素をダイレクトにとった場合、腸内で非常に効率よくきれいな血液ができます。

また、血液中の毒素を体外に排出する作用もあり、細胞の若返りを促すとともに、多彩な効果を表します。

○傷口を乾燥させ、治りが早くなる
○患部の脱臭効果
○病菌の活動を弱める
○アレルギー反応を鎮める

各種の葉緑素サプリメントが販売されていますが、自然な工程で抽出されたものをとるようにしてください。

酵素の整腸作用が腸内の細菌叢を健全に

酵素は有用な腸内細菌（善玉菌）の増殖を促す強化食品です。

発酵食品の働きを高めたもの、と考えてください。

たとえば発酵食品には、みそやしょうゆ、納豆、漬け物、甘酒などがあります。いずれにも、良質な酵母菌や乳酸菌、納豆菌が繁殖していて、からだに有用な酵素がたくさん含まれているのです。

三大健康強化食品の効用

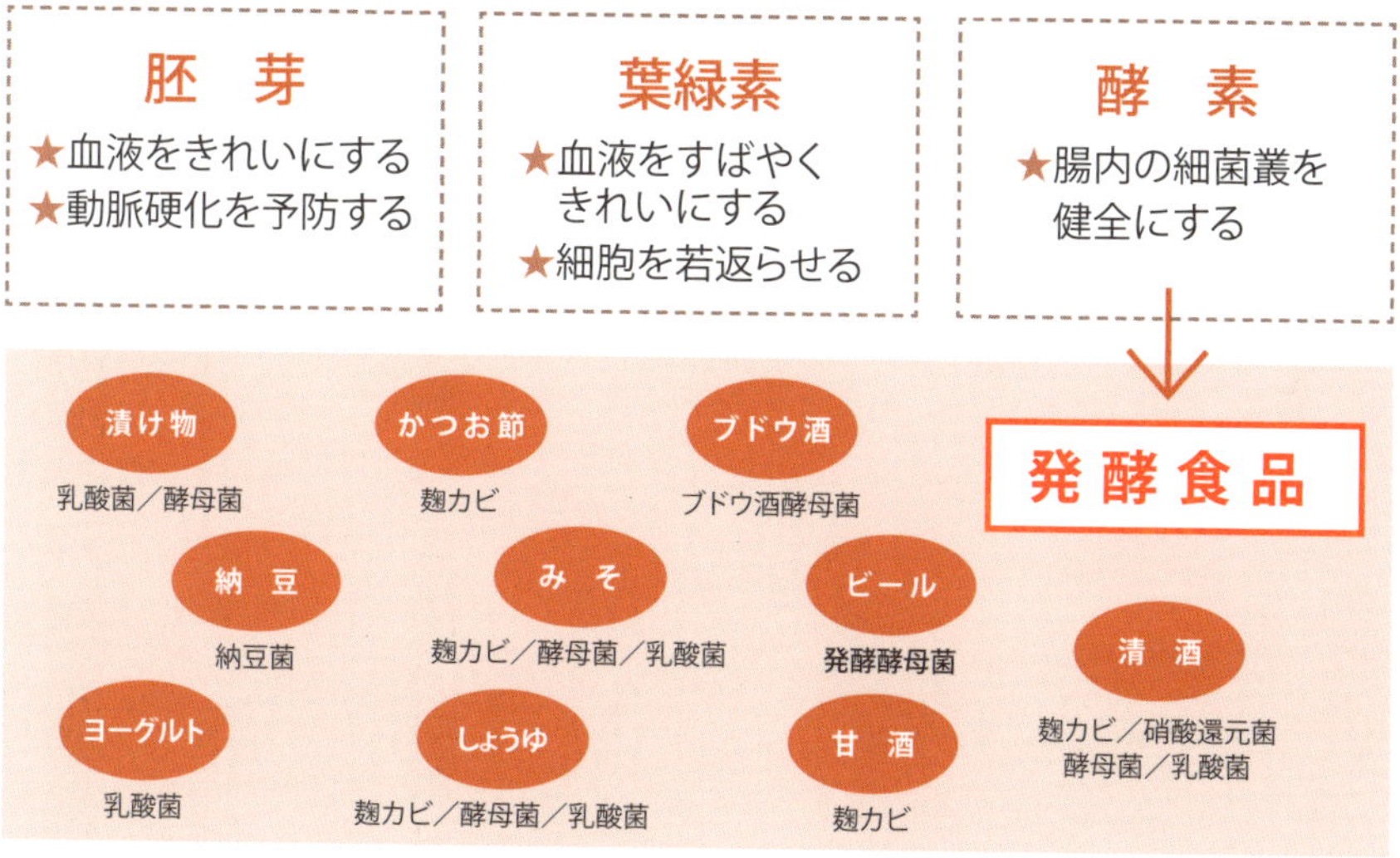

これらの食べ物は、素材が穀類や野菜、米などであるため、玄米・菜食という自然医食療法にかなった食べ物であるというだけではありません。そこに含まれている塩分と酵素自体が、腸内の細菌叢を改善するという特徴を持っているのです。

既に述べているように、腸内の細菌叢の状態によって食べ物の消化や血液の性質などが大きく変わります。ビタミンを合成するかと思えば破壊したり、発ガン物質に対抗したり、逆に発ガンを促進したりもします。こうしたことで、腸内の細菌叢の改善は、とても大切です。そのため、発酵食品を積極的にとることをおすすめしたいのです。

ただ、発酵食品でさえあればなんでもよいというのではありません。発酵食品の良さは、有用な菌が繁殖していることにあります。

無添加で、自然につくられた〝本もの〟であることが重要です。

生理機能を整えるための必需品

減塩・多水より適塩・適水がよい

塩分は悪者ではなくからだに必要不可欠

疲れたときに食べるもの――多くの人は甘いもの、チョコレートなどを思い浮かべるのではないでしょうか。糖分補給を行えば、やる気が再び出てくるものです。

しかし、人間が本当に疲れ切ったとき、欲するものは塩分なのです。自然医食療法の考えかたでは、塩は、からだの生理機能を強めるためには、なくてはならないものとしています。塩には、主として次のような働きがあります。

■消化液の分泌を促進

特に胃液の分泌を高め、腸のぜん動運動を活発にします。その結果、腸内の細菌叢が健全に向かいます。

■血管・リンパ管の老化防止

血管や心臓の内壁にある不要物をとり除いて、柔軟性を高めます。

■内臓の組織機能を活性化

各器官の生理機能や新陳代謝がよりスムーズになります。この結果、基礎体力や抵抗力がつきます。

■脳神経系の機能を活性化

精神活動を活発にします。頭の回転も早まり、行動的になります。

■自然治癒力の増強

腐敗の防止、殺菌や解毒の作用があります。

塩分を摂取する目標値（１日の分量）

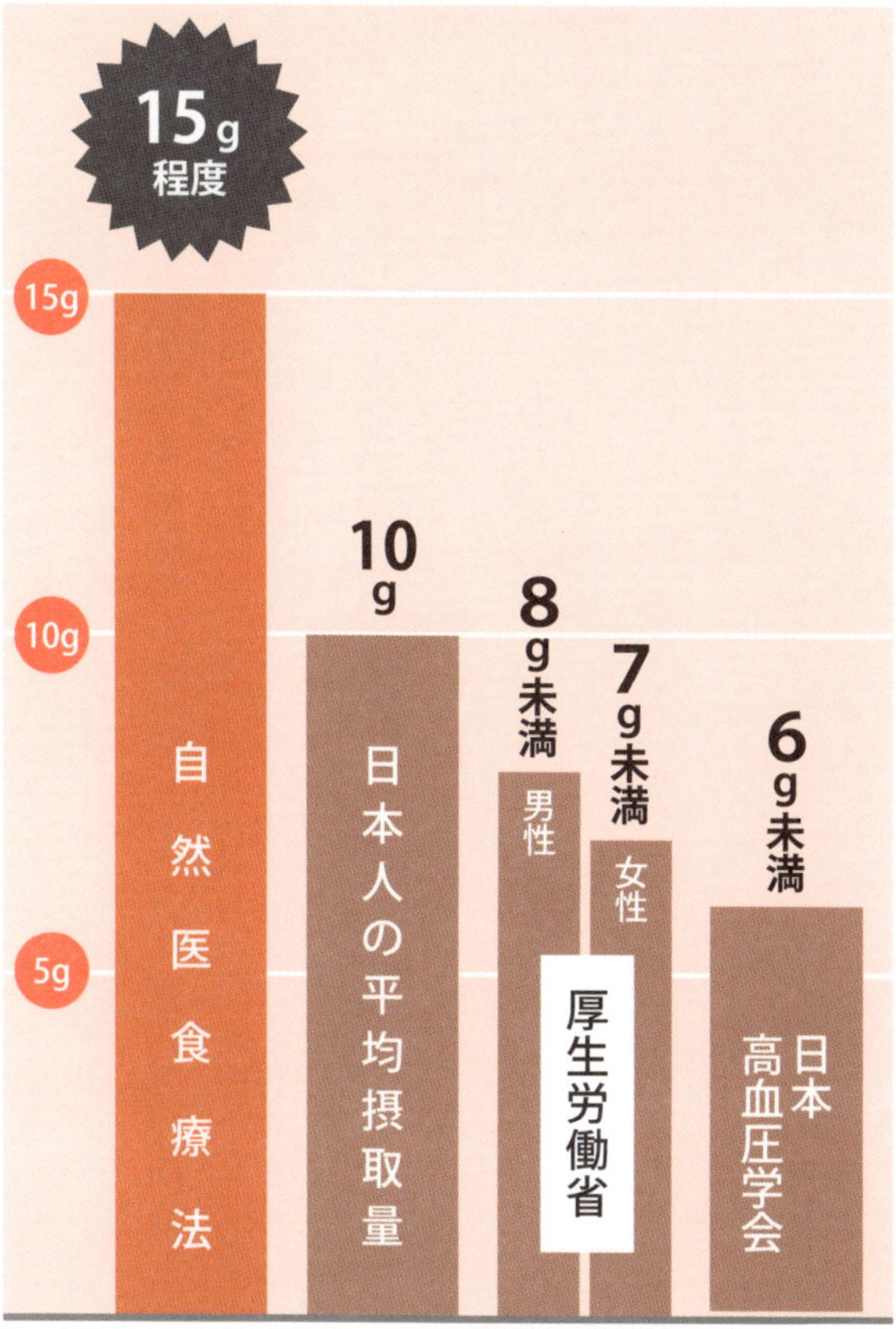

そのため血液がきれいになり、からだの細胞も若返ります。

自然医食療法では1日15gの塩分をとる

塩分は、とりすぎるということがありません。仮に必要とする以上の塩分が体内に入っても、自然にのどが渇き、水分をとりたくなるはずです。これは、からだが余分な塩分を排出しようと調節しているのです。

逆に塩分は、からだのなかではつくること

ができません。ですから、必要量をとらないでいると不足してしまうのです。

ほどよい加減の塩分を補給するようにしてください。

厚生労働省では、男性は8g未満、女性は7g未満を1日の摂取量の目標値としています（日本人の食事摂取基準）。また、日本高血圧学会では、6g未満としています（高血圧治療ガイドライン／2009年版）。

これに対して、自然医食療法では、塩分は15g程度はとるようにすすめています。

そして、大切なのは、より質のよい自然塩をとることです。一般的に使われている精製塩や食卓塩は塩化ナトリウムに近い化学塩ですので避けてください。

最もよいのは、岩塩です。

水は純粋な天然水など良質なものをとる

水も、生命活動を維持するうえでは必要不可欠なものです。どのくらいの量が必要かというのは、一概にはいえません。なぜなら、体内で停滞している水分も、水の物理的特性に従うからです。

たとえば気温が0℃のときは、体内の水分も0℃になろうとするので、低体温になります。当然、体温が下がれば、病気の悪化を招きます。

理想は「適水」です。とりすぎには注意してください。

また、水道水はからだによくありません。消毒用に使われる塩素が体内で酸化作用を媒介しているヨードを追い出してしまうからです。さらに、塩素が体内に残ると、甲状腺障害を引き起こす危険性もあります。

最もよいのは純粋な天然水なのですが、入手が難しい場合には浄水器を通した水、あるいは非加熱のミネラルウオーターをおすすめします。

自然医食療法の朝・昼・晩の食べかた

朝昼は軽めに夕食は自然医食ルールで

朝食は軽めが原則で水分補給は忘れずに

欧米型の食生活に慣れた人が「自然医食療法」に準じた食生活を始めるときには、大きく方向転換をする必要があります。

朝食は、できる限り軽めにする――これが原則です。37ページで紹介している「三大健康強化食品」とお茶などで十分です。あるいは、フレッシュジュースなどもよいでしょう。

朝食をとる意味は、からだをめざめさせること。夜間は優位に立っていた副交感神経から活動的な交感神経へとスイッチを切り替えるためです。

ただし、水分補給は必要。午前中は、夜間からだのなかにたまった余分なものを排出する時間帯です。水をとることで、腸が目をさまして排泄がスムーズになります。

昼食は玄米・菜食のお弁当がベスト

昼食も、朝食と同様に軽めにとるようにしてください。もともと日本人は長い間、一日二食でした。三食食べるようになったのは、戦国時代あたりからで、普及するのは江戸時代。もっとも、日本全国で、一般庶民まで三食食べるようになるのは、明治時代になってからです。

おすすめメニューは、当然ですが玄米・菜食の原則に沿ったものです。外食ですと食材や調味料など、どのようなものが使われているのかわからないことが多いため、できれば避けたいところです。

「玄米のおにぎりと梅干し」のお弁当を持っていくとよいでしょう。仕事の都合などでどうしても外食をとる必要がある場合には、良質な日本そばを食べましょう。

夕食も玄米・菜食をベースにしたものを

夕食は、次ページ以降で説明している「玄米・菜食」を、基本的には毎日続けるようにしてください。

一番大事なものは、主食。玄米に雑穀を加えた玄米雑穀ごはんにします。おかずは、その季節ごとの野菜、海藻と小魚です。発酵食品のみそを使ったみそ汁も毎食とるようにしましょう。

晩酌も、適量を楽しむのならば問題はありません。

なお、現代人は、夕食の時間が遅くなりがちです。胃のなかのものが消化されるまで最低でも3時間は必要。ですから、就寝時刻から逆算して夕食をとるか、夕食後3時間は就寝しないようにしたいものです。

体質改善反応が出ても自然医食を

これまでの食生活を玄米・菜食に変えることで、最初は一時的に体調不良のような症状――体質改善反応を起こすことがあります。

これは、正しい食生活によってからだが健全な状態になるための変化です。体内にたまっていた毒素を排出しようと新陳代謝が活発になります。それによって、生理機能が大きく揺れることによって起こる現象です。

こうした反応は、1週間～3カ月で出てきますが、これを境に、体調はどんどんよくなっていきます。ですから、根気よく、自然医食療法を続けていくことが大切です。

体質改善反応の出かた

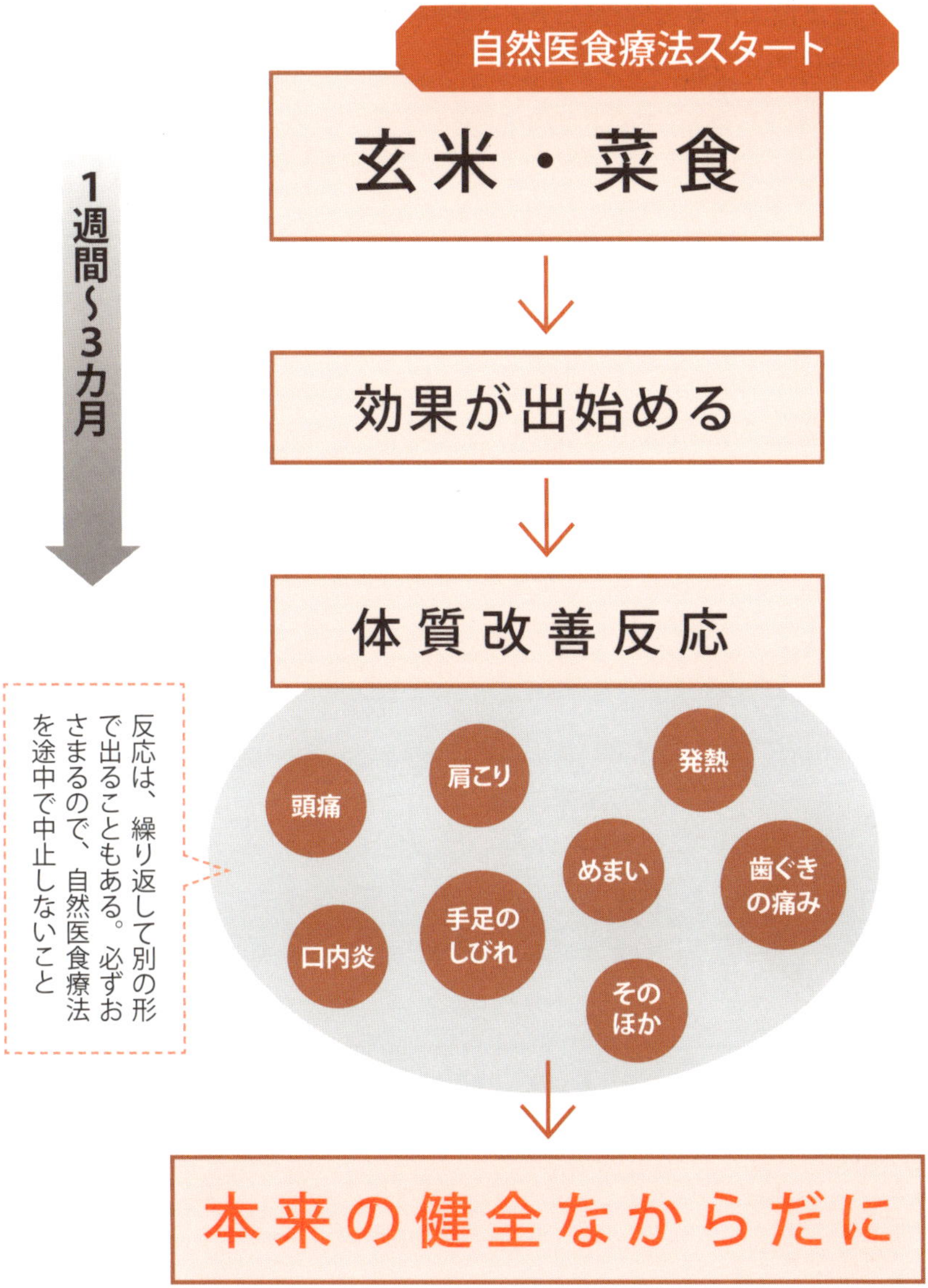
自然医食療法スタート
玄米・菜食
1週間～3カ月
効果が出始める
体質改善反応
反応は、繰り返して別の形で出ることもある。必ずおさまるので、自然医食療法を途中で中止しないこと
頭痛
肩こり
発熱
めまい
歯ぐきの痛み
口内炎
手足のしびれ
そのほか
本来の健全なからだに

血液をきれいにする自然医食

1週間・おすすめメニュー

自然医食の秘訣

① 1日2食にする（朝食はジュースやスープなど）

② 出汁はコンブとシイタケでとる

③ 調味料は自然製法のものを使う
（塩＝自然海塩・岩塩、しょうゆとみそ＝昔ながらの製法でつくられた無添加のもの）

④ 白砂糖は使わない
（どうしても甘味が欲しいときには、米あめ、黒砂糖、羅漢果、メイプルシロップを使う）

⑤ よく噛む（少なくとも1口50回以上）

⑥ 食事前後の水分はできるだけ控える

⑦ 玄米ごはんはゴマ塩をかけていただく

⑧ 油は質を吟味する
（動物性油脂は厳禁、ゴマ油も石臼しぼりのみOK、麻の実の油が最高）

⑨ 適塩・適水

月曜日

朝：葛の葉葉緑素の青汁
昼：とろろそば
夕：玄米チャーハン（ニンニク、ショウガ、タマネギ、ダイコン葉）
みそ汁（ナメコ、豆腐、長ネギ）、漬け物

火曜日

朝：ニンジンジュース
昼：玄米うどんきのこあんかけ
夕：アズキ入り玄米ごはん
みそ汁（ダイコン、油揚げ、長ネギ）
こんにゃくのみそ田楽

水曜日	朝：野菜ジュース 昼：玄米雑炊（マイタケ、芽ヒジキ、タマネギ）、梅干し 夕：クロマメ入り玄米ごはん、みそ汁（ニラ、ジャガイモ） カボチャとサツマイモのサラダ
木曜日	朝：キノコスープ 昼：全粒粉パスタ（トマト、タマネギ、ニンニク） 夕：もちあわ入り玄米ごはん、みそ汁（コマツナ、ワカメ） 高野豆腐とサトイモの煮物
金曜日	朝：葛湯（梅干し味） 昼：マルムギ入り玄米ごはん、野菜スープ、根菜入り白和え 夕：高菜玄米チャーハン（松の実）、中華風スープ 蒸し野菜（カボチャ、ダイコン、ブロッコリー）
土曜日	朝：葛の葉葉緑素の青汁 昼：煮込み玄米うどん（布ノリ入り） 夕：もち入り玄米ごはん みそ汁（こんにゃく、シイタケ）、たくあん
日曜日	朝：オレンジジュース（柑橘系） 昼：玄米焼きおむすび（みそ）、焼ノリスープ 夕：ハトムギ入り玄米ごはん みそ汁（シメジタケ、モズク）、キャベツのプレスサラダ

体質チェック——あなたは陰性？ 陽性？

●下の「Ａ欄」と「Ｂ欄」の各項目を比べ、該当するほうに☑を、どちらでもない場合は「Ｃ欄」に□を入れてください。最後に、☑の数をそれぞれ合計してください。

			A		B	C
肉体的特質	1	□	体格はずんぐり型	□	体格はひょろなが型	□
	2	□	胸幅が広く厚い	□	胸幅は狭く薄い	□
	3	□	胃部が出っ張っている	□	下腹部が出っ張っている	□
	4	□	筋肉に弾力があり、かた太り	□	筋肉がやわらかくぶくぶくしている	□
	5	□	よくのぼせる	□	全身が冷えやすい	□
	6	□	顔色は赤味が強い。唇の色が黒ずんでいる	□	顔色は白っぽい、または黄色味を帯びている	□
	7	□	目は小さい	□	目は大きい	□
	8	□	声は大きく活気がある	□	声は小さく低い	□
	9	□	体温は高め	□	体温は低め	□
	10	□	血圧は高め	□	血圧は低め	□
	11	□	外またに歩く	□	内またに歩く	□
	12	□	便はかたくて太い。便秘がち	□	便は細くてやわらかい。下痢がち	□
	13	□	風邪をひくと高熱と関節痛がある	□	風邪をひくと全身の脱力感をおぼえる	□
精神的特質	14	□	性格は外向的	□	性格は内向的	□
	15	□	外で活動するのが好き	□	家で静かにしているのが好き	□
	16	□	物事を楽観的に考える	□	物事を悲観的に考える	□
	17	□	失敗したこともすぐに忘れる	□	失敗したことをいつまでもくよくよ考える	□
	18	□	おしゃべりするのが好き	□	おしゃべりするのが嫌い	□
	19	□	精神的に疲れやすい	□	肉体的に疲れやすい	□
	20	□	活動的で怒りっぽい	□	活気がなく疲労感が強い	□

合計数	A	B	C

← 解説は50ページへ

食生活チェック――あなたの食生活は血液を汚していませんか？

●下の各項目をよくお読みになり、当てはまるものに☑を入れてください。
最後に☑の数を合計してください。

食生活と食習慣	1		健康維持のため、朝昼晩しっかりと食事をとるように心がけている
	2		時間が不規則な仕事をしているため、食事をとる時間帯はさまざまである
	3		太り気味なので、三食ともに野菜だけを食べるようにしている
	4		ひとり暮らしのため、ついインスタント食品やコンビニ弁当ですませてしまう
	5		夕食をとる時間が遅いので、食後はすぐに入浴して就寝している
	6		忙しいので、食事の時間にいつも５分とか10分しかかけられない
	7		減塩しょうゆを使い、調理にも塩は使わないなど塩分は可能な限り控えている
	8		調味料などは、いただきものがたくさんあるのでそれを使っている
	9		みそ汁はみその塩味が強すぎると思い、いっさい飲まないようにしている
	10		栄養価が高いということで、卵はできるだけとるようにしている
	11		不規則な食生活を補うため、サプリメントや健康食品をよくとっている
食べ物の嗜好	12		ごはんが大好きで、どんぶりで２杯は軽く食べてしまう
	13		納豆などの発酵食品は、昔から苦手なのでまず食べることはない
	14		肉料理が大好きで１日に１回は肉をおかずにしないと気がすまない
	15		カルシウム補給のために大好きな牛乳をたくさん飲んでいる
	16		健康のため、肉料理は鶏肉やマトンなどを中心にとっている
	17		マグロの刺身は、栄養豊富なトロを中心に食べるようにしている
	18		脂っこいものが好きなので、天ぷらやフライなどをよく食べている
	19		ごはんが苦手でパンを主食にしているが、健康的にもよいと思っている
	20		甘いものが大好きなので、つい間食で甘いお菓子を食べすぎている

合計数	

← 解説は50ページへ

判定&アドバイス

体質チェック

「B欄」のチェックが多い人はからだの陽性化をはかりましょう

●A欄に☑の多い人
陽性体質に傾いています

●B欄に☑の多い人
陰性体質に傾いています

●C欄に☑の多い人
中庸で健康状態は比較的良好だと考えられます

判　定

A欄の各項目は「陽性体質」の特徴です。一方、B欄の各項目は「陰性体質」の特徴を表しています。したがって、☑の数の多いほうに体質が傾いているということになります。☑の数の差が多いほど、それぞれの体質が強いということです。

なお、C欄に☑の数が多い場合は「中庸」であると考えられ、理想的な体質だということができます。

陰性体質の人は、できるだけ陽性体質に傾ける必要があります。そのため、努めて陽性の食べ物をとるようにしましょう。陽性体質の人も、中庸を目指し、必要に応じて食べ物を工夫しましょう（28ページを参照）。

食生活チェック

欧米型の食生活から自然医食に切り替えましょう

●チェック数が0〜5個の人
食生活はほぼ自然医食を実践できています

●チェック数が6〜10個の人
肉・牛乳・卵などの動物性たんぱく質を少し控えれば自然医食に近づけられます

●チェック数が11個以上の人
数が多いほど欧米型の食生活にどっぷりと浸かっています。食生活を大きく変える必要があります

判　定

自然医食とは、「玄米・菜食」をベースにした食生活の実践です。主食は玄米雑穀あるいは玄米パンとし、おかずは季節の野菜や海藻、小魚や貝類にします。そして、みそや納豆などの発酵食品を努めてとるようにします。それが、汚れた血液を浄化するとともにからだの細胞を活性化していき、病気になりにくいからだをつくります。また、自然医食療法として、慢性病などの改善につながるのです。「食生活チェック」で☑の数の多かった人（チェック数11個以上）は、何よりもまず、玄米・菜食を始めてください。そして、無理のない範囲で長く続けるようにしてください。

＊48ページの「体質チェック」はお茶の水クリニックの問診票をベースにしたものです。
＊49ページの「食生活チェック」は著者の著書等に基づき編集部で作成したものです。
＊48〜50ページの「チェック」や「判定＆アドバイス」はおよその目安を示したものであり、確定的な説明ではありません。詳しくは医師に相談してください。

第3章

病気別「自然医食療法」

＊＊＊＊＊

ガン

日本人の死亡原因ナンバーワン

（注）自然医学・自然医食療法では、「気」の文字をすべて「氣」と表記します。本書では、自然医学・自然医食療法に関する用語について「氣」を用いています。

ガン・食事療法の始まり

そもそも、自然医食療法のベースは、昭和25（１９５０）年から20年間にわたる、大学研究所での研究で培われました。

そしてガン及び慢性病のための食事療法の研究の成果を掲げスタートしたのが、お茶の水クリニック、ということです。

そこで大学研究所での「食べ物と血液とガン」に関する医学的研究をもとにした発ガン理論と、ガン療法をさらに追及し、現在の自然医食療法へと進化したのです。

自然医食療法のなかでも、その中心になるのは「玄米・菜食」中心の食生活です。近年、さまざまな食事療法、栄養療法が広まっていますが、自然医食療法ではこの前提が不可欠としています。

食べ物の「氣能値」の重要性

自然医食療法では、からだの内臓組織や血液には、生命エネルギーがあると捉えています。それを数値化することができれば、基礎医学（特に血液生理学）の研究もよりいっそう進むと考えたのです。

平成元（１９８９）年に、生命エネルギーを測定できる「ＭＲＡ」という機器がドイツで開発されました。

これを導入し、食べ物が持つ「氣能値（生

食べ物の氣能値

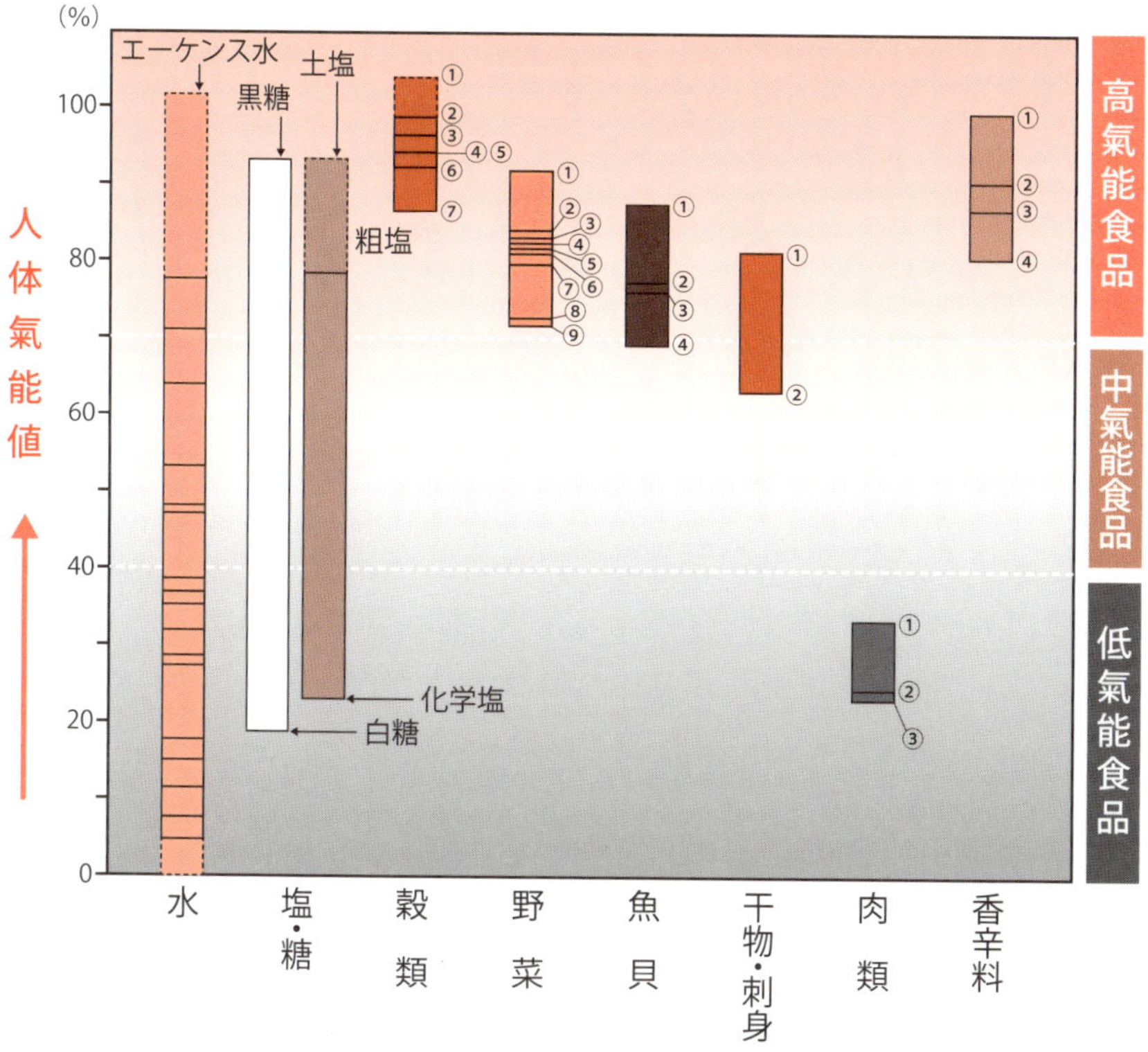

各項目の数字の詳細は下記を参照してください。

穀　類

① ナン
② アズキ
③ クロマメ
④ ハトムギ
⑤ 玄米
⑥ マルムギ
⑦ アワ

野　菜

① 海草：４種
② トウモロコシ・マメ：10種
③ ニンジン・ゴボウ：10種
④ ネギ類：６種
⑤ タケ類：10種
⑥ 葉菜類：27種
⑦ トマト類：６種
⑧ キュウリ・ナス：16種
⑨ キャベツ・レタス：11種

魚　貝

① カニ：７種
② エビ：９種
③ 貝類：９種
④ 鮮魚：39種

干物・刺身

① 干物：６種
② 刺身：９種

肉　類

① トリ：４種
② ブタ：６種
③ ウシ：14種

香辛料

① 梅干し
② 玄米みそ
③ キムチ
④ 香辛料：８種

命エネルギー値）」を徹底的に測定し、試行錯誤の結果、ある程度安定した数値がわかるようになりました。

自然医食療法では、食事指導をするにあたり、現代栄養学の食品成分表では不十分と考えます。「ＭＲＡ」によって、「食べ物の生命エネルギー値」と「からだ（内臓組織）の生命エネルギー値」を対比させ、これらの数値をもとに検討・指導するべきとしています。

前ページの図は、世界初の「食物真価評定図」です。これを見ると、現代栄養学で最高位に位置づけられる動物性食肉が、実は「低氣能食品」であることがよくわかります。そして、玄米、アズキなどの穀類や玄米みそなどの発酵食品が「高氣能食品」であることがわかります。

塩と水については、その種類によって数値が変わります。たとえば、粗塩は高いが、化学塩は低い、といった具合です。

「内臓氣能値」をはかり治療する

自然医食療法では、ＭＲＡを用いて、ガン患者の「内臓組織の氣能値」を測定しました。

発生部位別に分けて、同じような症例を１００例ほどまとめて集計し、それぞれの違いを検証したのです。結果を見ると、ガン腫の発症部位に関わらず、自律神経（特に副交感神経系）と、回腸、大腸の「氣能値」の低さが目立っています。

自然医食療法では、原則としてデータに基づいた食事療法が行われますが、効果が得られないときは、特定の臓器に、「氣能値」の欠落が見られることがあります。

その場合、「氣能値」が思わしくない部分に標的をしぼり、それを改善する強化食品、生薬、薬草などが活用されるのです。

このような方法によって、問題が解決されるケースは少なくありません。

肺ガン患者（女性）の内臓氣能値測定結果（例）

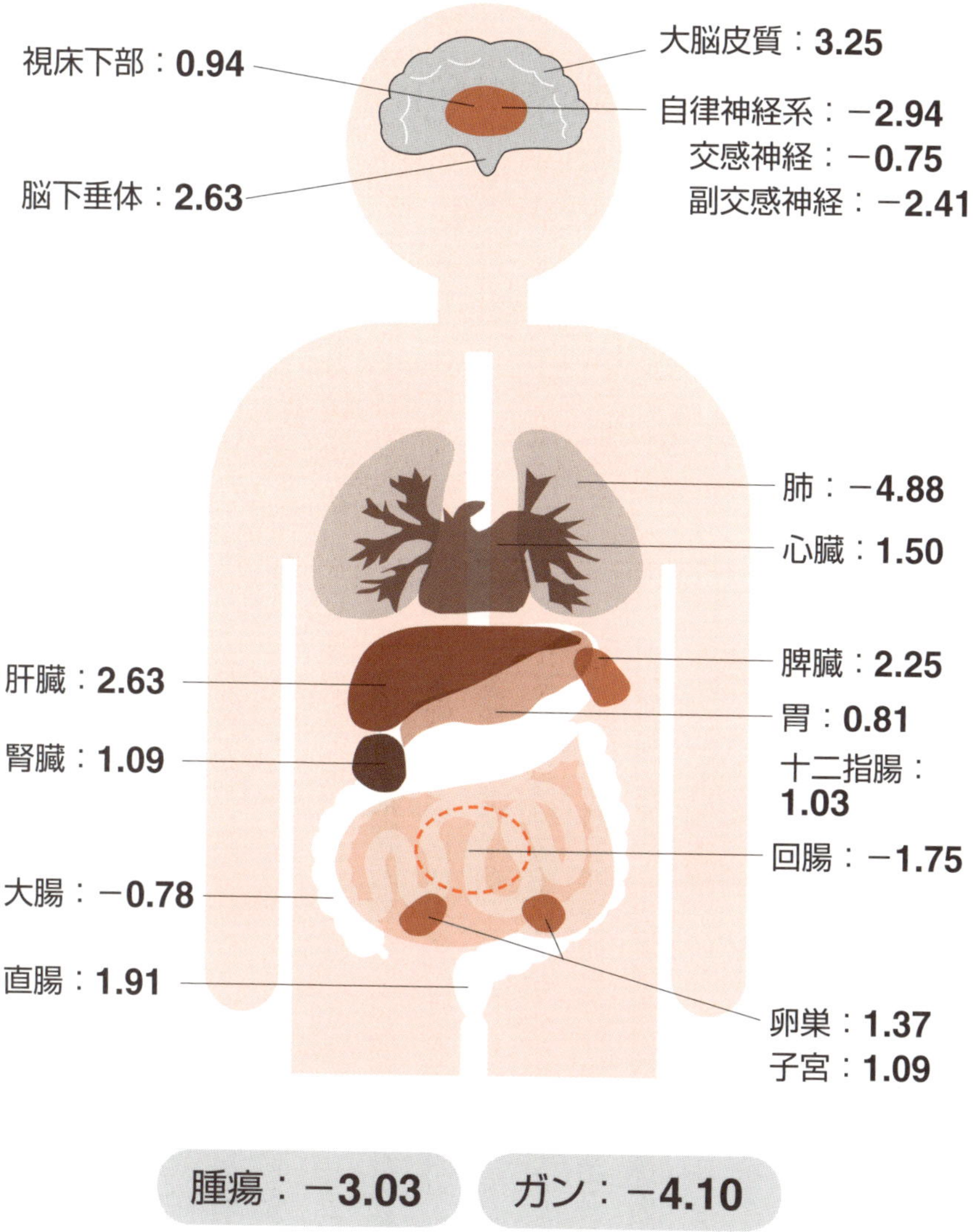

ガンは分裂増殖するものではない

そもそも自然医食療法では、ガンは分裂増殖ではなく「血球の融合化成によって増殖する」という考えかたをします。

赤血球及びリンパ球が融合し、ガン細胞はつくられるということです。①血球がガン細胞に変わる、②そのような変化が次々に起こる、③ガン細胞が増殖する、というプロセスです。

逆に、ガン細胞が赤血球やリンパ球になにかの条件で戻る状態が、「ガンが治る」ことになります。

同化・異化作用の調節がカギ

生体には、同化作用（副交感神経性・夜間優位）と異化作用（交感神経性・昼間優位）という働きがあります。

◉同化作用

食べ物の栄養分を吸収して、体重の増加につながることを意味します。この際に、食物中の毒素も吸収してしまうのです。

毒素が一定以上になると病気になる、ということです。肥満はあらゆる病気の温床といわれますが、このことが原因にあります。

◉異化作用

少食や絶食時の代謝で、そのからだを維持するうえで、必要不可欠な要素だけを残し、有害なものを排除し、痩せることを意味します。異化作用が働くと、はじめにガン細胞がもとの赤血球とリンパ球に分かれ、消滅します。このことが、自然医食療法のガン治療のベースにあります。

これらを踏まえた自然医食療法の玄米・菜食中心の食事は、新陳代謝を異化作用に傾け、必要不可欠な栄養分を補給する、というものです。

現代栄養学などをもとにした食事療法とは

異なるものです。

マグネシウムの必要性

自然医食療法では、自然治癒力を非常に重視していますが、これは非科学的なものではありません。

それはアメリカのピレマーという化学者によって明らかにされました。

つまり、自然治癒力とは、プロパージンという酵素系であり、これこそ生態を防御する力の源ということです。

さらにプロパージンの作用を活性化させるためには、マグネシウムが必要としています。マグネシウムは、植物中に含まれています。

特に、自然医食療法の三大健康強化食品にもある葉緑素に、多く含まれています。

土壌の違いは作物の違い

人種や国が違えば、ガンに対する考えは異なります。国が違い、風土や土壌が違えば、作物に含まれる栄養成分なども微妙に変化するからです。

たとえば日本は酸性土壌で、日本人は穀物や菜食中心の生活で、血液が酸毒化しやすいという傾向です。一方欧州は、塩基性土壌の風土です。

このような風土においてナトリウムの多い肉食中心の食生活を送った場合は、ガンの原因ともなるアルカロージスという血液になります。

フランスの著名な農学者であるアンドレ・ヴォーザンによると、欧州においては化学農法の登場により、土壌のマグネシウムが減少し、その結果人体に影響が出て、発ガンにもつながる、と説かれています。

このようなことは、前述したプロパージンにマグネシウムが欠かせない、ということにも関連しています。

ガン発生の写真

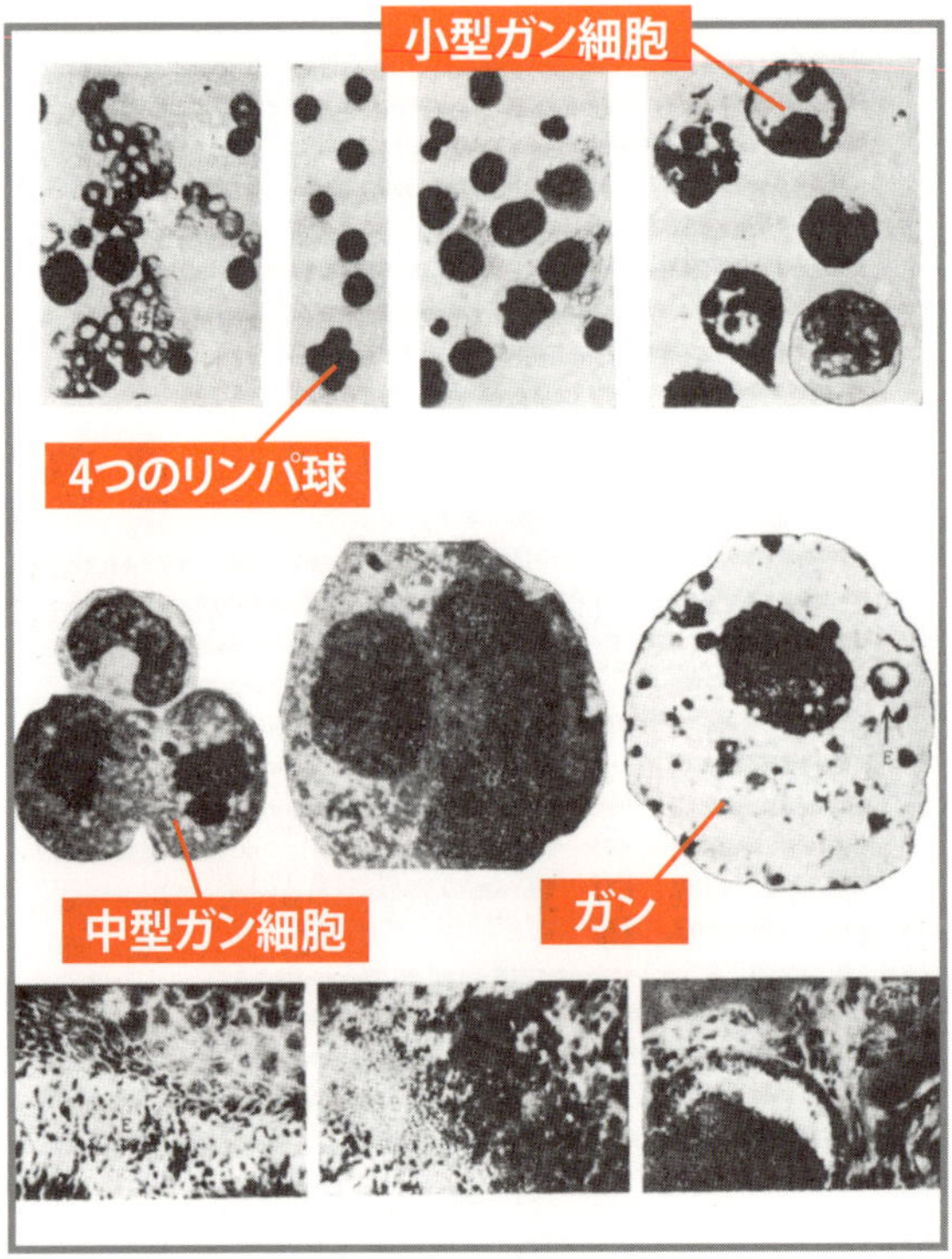

■森下論文／昭和35（1960）年

赤血球・リンパ球が融合し、ガン細胞化すると説明。
写真は小さなリンパ球が集まり、ガン細胞になる過程。

これは昭和40（1965）年当時のことです。

パリ在住の桜沢如一先生（マクロビオティック創始者）から、欧州の週刊誌「パリー・マッチ」が送られてきました。読んでみると、フランスの著名なガン研究者であったベルナール・アルペルン教授の最新の研究結果の紹介でした。

別便で送られてきた桜沢先生のメモは「（森下敬一先生の）著書に出ていたガン顕微鏡写真と酷似する写真が、アルペルン教授の顕微鏡写真のなかにも出ていた……」という内容でした。

先生が私の著書の一写真を覚えておられたことと、パリと東京で、酷似したガン理論があることに、非常に驚きました。

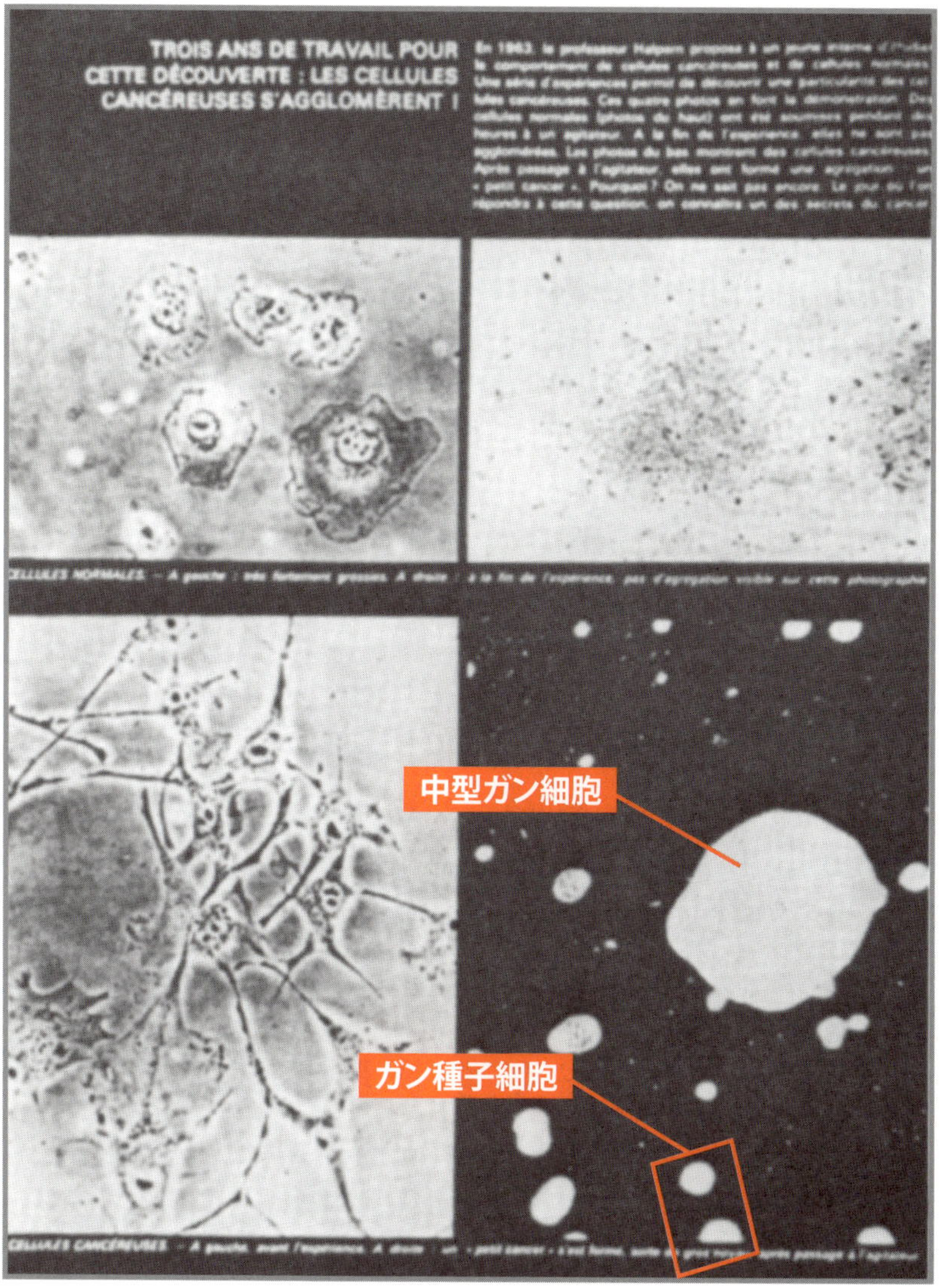

■アルペルン論文／昭和40（1965）年

ガン細胞の種子細胞が融合してガン細胞化すると説明。

（注：このガン種子細胞はリンパ球であろう。）

ゲルソン療法と森下療法の比較

		ゲルソン療法(ドイツ)	森下療法(日本)
背景	風土	塩基性土壌	酸性土壌
	人種	肉食人種	穀菜食人種
	発ガン血液	アルカロージス	アシドージス
ガン対策	穀物	種子に発芽抑制因子あり 否定的	強力な生命維持因子 肯定的
	食塩	肉食人種に塩不要 否定的	玄米と塩は「高氣能食品」 肯定的
	水分果汁	体内毒素の洗浄をはかる 肯定的	多水→体内水分停滞→からだを冷やす→病状悪化 否定的

※森下療法とは、自然医食療法のことです。ここでは対比のために「森下療法」としています。

日本と西洋でガン治療は異なる

たとえば欧州のガン治療に、ゲルソン療法というものがあります。これは肉を多くとる人にとってはよく適合していると考えられています。

「禁塩」「多果汁の摂取」といった原則がありますが、体内に肉毒が蓄積されている西洋人の発想です。しかし、日本人のからだに適していません。

自然医食療法が玄米・菜食・食塩をとり入れたのはまず、日本人のからだに適しているため。そして最高クラスの「氣能値」を示す食材のためです。

塩に関してはマグネシウム摂取ということにも関連しています。

それらの食材に含まれる生命エネルギーの摂取が、ガン治療に重要な異化作用の時間帯を維持するために必要不可欠だからです。

＊＊＊＊＊

心臓病

日本人の三大死因の一つ

心臓病は五つのタイプに分かれる

心臓病は、主に次の五つのタイプに大別されます。

①虚血性心疾患（狭心症や心筋梗塞）
②不整脈
③先天性心臓病（心房中隔欠損）
④心筋、心臓弁膜、心膜の障害
⑤心臓神経症

狭心症・心筋梗塞の原因は血液循環不良

それらのなかでも生活習慣病の一つに数えられるのが虚血性心疾患です。

虚血性心疾患は、心臓に血液が行きわたらなくなる病気です。

心臓への血液の供給が正常に行われなくなると、当然心臓を動かしている筋肉である心筋に十分な血流が行かずに酸素や栄養が不足し、細胞が死滅してしまいます。虚血性心疾患とは主に、狭心症と心筋梗塞のことです。

◉狭心症

動脈硬化による心筋への酸素、栄養不足から、心臓部が発作的に痛みます。締めつけられるような痛み、または不快さを感じます。

◉心筋梗塞

心臓の組織全体に血液を供給している血管である冠状動脈が詰まった結果、心筋が壊死を起こすものです。冠状動脈を詰まらせる主

狭心症と心筋梗塞

狭心症

冠状脈の内腔が、アテローム（コレステロールなどの沈着）によって狭くなる。心筋に十分な血液が送られず、酸欠状態になる

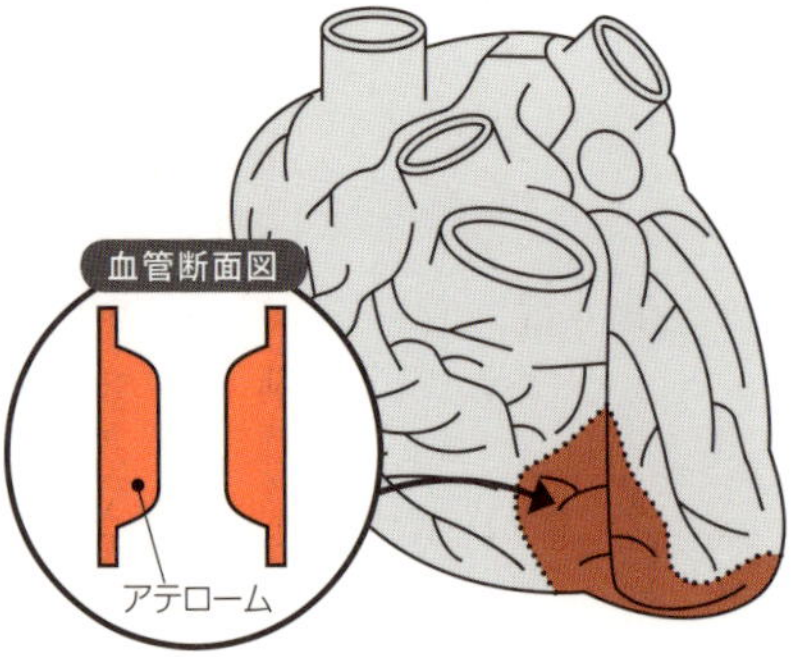

心筋梗塞

狭くなった血管内腔に、血栓（血液のかたまり）が詰まり、血流が途絶。心筋の壊死につながる

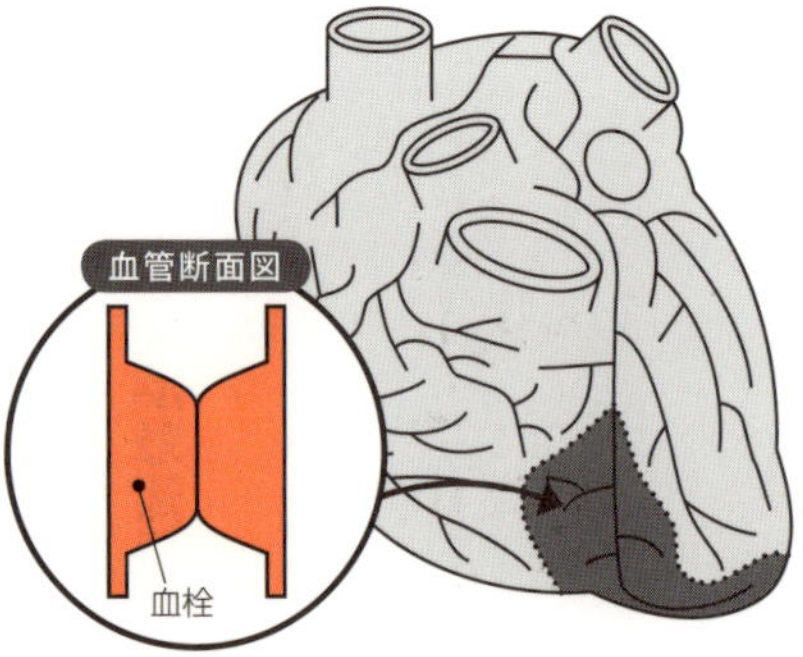

厚生労働省の資料より

な原因は、血栓（血のかたまり）や血管壁の肥厚などです。

血液を汚さない人に適した食生活

　重篤な心臓病には手術が行われることが多いのですが、極力避けるべきです。自然医食療法の考えかたでは、日ごろから動脈硬化を防ぎ、血栓をつくらない食生活に切り替え、予防すべきとしています。

　血液を汚す元凶である動物性たんぱく質を禁止し、玄米・菜食中心の食生活を実践してください。

　肉をとらないとたんぱく質がとれない、ということはありません。本来、人間は体内で、炭水化物から自前のたんぱく質をつくることができるのです。肉、牛乳、卵などはまったく不要なのです。歯の形からもわかるように人間は本来草食の生き物です。菜食中心の食生活のほうがからだに適しています。

＊＊＊＊＊

脳卒中

日本人の三大死因の一つ

脳卒中の種類は三つに分かれる

脳卒中とは「突然悪い風にあたって倒れる」という意味です。働き盛りの人が急に脳卒中となり、意識障害や運動障害、感覚障害などに陥ることが少なくありません。

医学的には、脳の血管が破れたり、詰まったりして脳への血流が阻害されることで、脳の機能障害が現れたときの総称です。つまり病名ではなく、病態を表しています。

脳卒中は、次の三つに分類されます。

①脳梗塞

脳の動脈が血のかたまり（血栓）などにより詰まって、血液の循環が悪くなったり、止まったりします。しびれ、マヒなどの前兆症状が出る場合が少なくありません。

②脳出血

脳の血管が破れ、出血が起こるケースです。頭が激しく痛む、目の前がかすむなどの前兆があることもあります。

③くも膜下出血

脳を覆っている軟膜とくも膜の間を流れる動脈で、出血が起こるものです。後頭部の激痛と嘔吐などを伴うのが特徴です。

脳卒中の原因は加齢による動脈硬化

脳卒中の主な原因は、動脈硬化といわれています。年齢を重ねることで血管の弾力性は徐々に失われます。このため、血管が詰まったり、破れたりする脳梗塞、脳出血などの脳血管障害を、起こしやすくなるのです。

このような血管障害によって、神経細胞が破壊、死滅されるため、運動・知覚・言語障害などが起こりやすくなります。

脳出血では次のような例もよく見られます。それは動脈硬化の進行で、血管壁に対する血流の圧迫が継続して強まり、結果として動脈瘤ができ、これが破裂することで出血が起こります。

食生活の改善とストレスの軽減で予防

脳卒中は「ある日突然起こるもの」と思われているようです。しかし実際には、長年蓄積されたものが引き金になっているのです。

自然医食療法の考えかたでは、まず食生活の欧米化に伴う肉食の食べすぎこそ、血液を汚してしまい、血液の粘りけを高める最大の要因としています。高血圧症の原因の一つでもあります。

◉食生活の改善

玄米・菜食を中心とした食生活に切り替えましょう。副食には、小魚や海藻などを使った料理をおすすめします。また、動脈硬化予防には、クロマメ、ニンニクなどが有効なので、積極的に食べてください。

また、腸に負担をかけ、血液を汚す肉、卵など動物性たんぱく質は極力避けます。

◉ストレスの軽減を心がける

日常生活において多大なストレスが加われば、脳卒中を引き起こす大きな要因です。

ストレスの軽減に努めるとともに、抗ストレス力を高めることが大事です。

朝鮮ニンジンをはじめとする抗ストレス食品を活用したり、ウオーキングやスポーツなど、日常で自分なりのストレス解消法を実践することも大切です。

脳卒中の分類

脳梗塞（3タイプ）

①**アテローム血栓性梗塞**：脳の太い血管の内側にドロドロのコレステロールのかたまりができ、そこに血小板が集まって動脈をふさぐ。

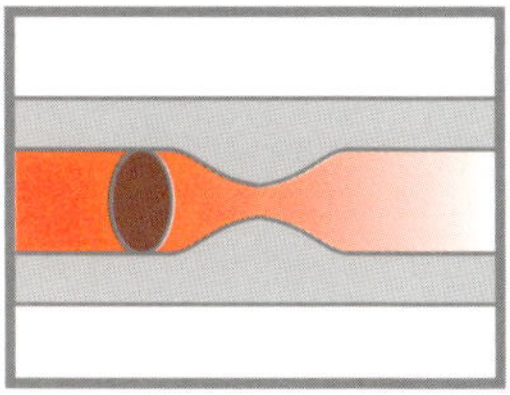

②**ラクナ梗塞**：脳の細い血管に動脈硬化が起こり、詰まってしまう。

③**心原性脳塞栓症**：心臓にできた血栓が流れてきて血管をふさぐ。

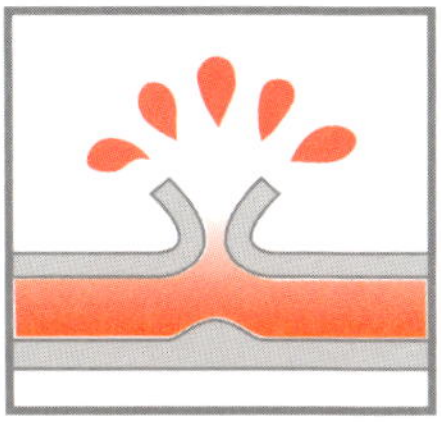

脳出血

日中に、頭痛・めまい・半身マヒ・意識障害などが起こる。脳のなかの血管が破れ、神経細胞が死んでしまう。

くも膜下出血

突然激しい頭痛、嘔吐、けいれんなどが起こりやすく、意識がなくなり急死することもある。脳を覆っている３層の膜（内側から、軟膜、くも膜、硬膜）のうち、くも膜と軟膜の間にある動脈瘤が破れ、膜と膜の間にあふれた血液が脳全体を圧迫する。動静脈奇形が出血の原因の場合もある。

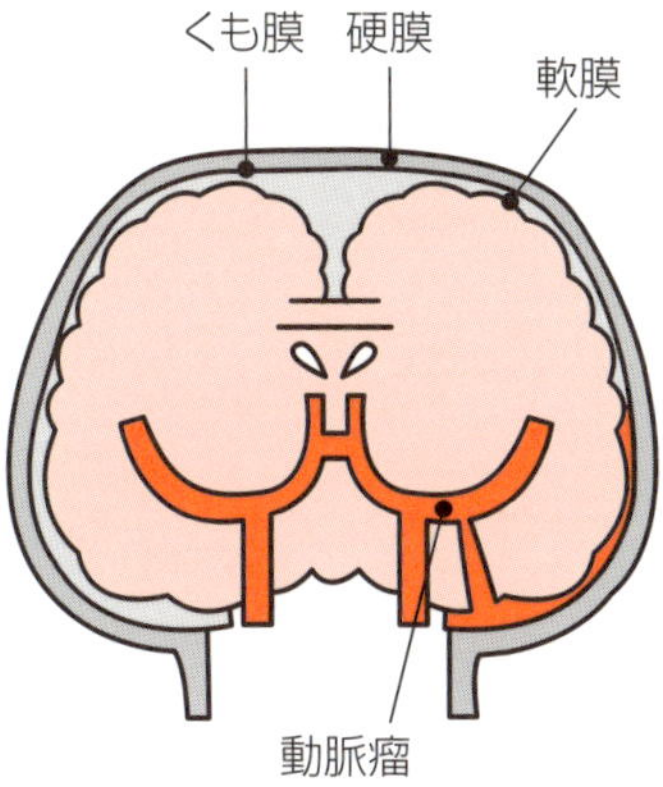

厚生労働省の資料より

糖尿病

＊＊＊＊＊

生活習慣病

さまざまな合併症を引き起こす糖尿病

糖尿病とは、血糖（血液中のブドウ糖）濃度が異常に高くなる状態です。

血糖が増加する原因は、膵臓で分泌されるインスリンというホルモンが関係しています。インスリンには、血液中のブドウ糖を細胞にとり込み、エネルギー源として筋肉に蓄えたりする働きがあります。このインスリンの作用が低下すると、血糖値が上昇してしまうのです。さらに、尿にも糖が混じるようになります。

初期症状が現れにくい病気ですが、体力の衰え、脱力感などの症状が出やすくなります。

病状が進行すると、失明原因となる糖尿病網膜症などの合併症の危険性が高まり、そのほかにも血管障害、感染症、神経障害などが起こります。さらに脳梗塞や心筋梗塞など、命に関わる病気の原因となります。

肉や精白食品が膵臓の負担になる

自然医食療法の考えかたでは、膵臓の動きを悪くさせる原因は、精白食品と動物性たんぱく質を含む食品の食べすぎとしています。

精白食品、なかでも白米、白砂糖は吸収が早く、血糖値を上昇させます。膵臓は、より多くのインスリンを分泌することで、これの処理にあたります。この頻度が多いほど膵臓

糖尿病のチェックリスト

- □ 近ごろ太ってきた
- □ 食べてもすぐにやせてしまう
- □ のどが渇きやすい
- □ 食欲があり、いくらでも食べられる
- □ 尿の頻度が増え量も多い
- □ 尿のにおいが気になる
- □ 全身がだるい
- □ 残尿感がある
- □ 足がむくむ、重くなる
- □ 下腹部にかゆみがある
- □ 手足がしびれる
- □ 視力が落ちた気がする
- □ 立ちくらみする
- □ 急に甘いものがほしくなる
- □ ちょっとしたやけどや傷の痛みを感じない
- □ 尿が出にくい
- □ 疲れやすい
- □ 肌がかゆい、かさつく

は疲れ、インスリンの製造や分泌能力が減退していきます。

また、肉、卵、牛乳などの動物性たんぱく質の分解によっても負担がかかり、膵臓の機能を著しく低下させるのです。

酵素・葉緑素・胚芽で糖尿病対策

一般に広くいわれるように、糖尿病の改善には食事療法は欠かせませんが、正しい食生活でなければ逆効果になりかねません。精白食品や動物性たんぱく質を含む食品を避けることはもちろん、酵素・葉緑素・胚芽を補給し、体質を改善することが不可欠です。

酵素……腸内細菌を整える
葉緑素……血液中の毒素を中和
胚芽……赤血球の質を改善

玄米・菜食中心の食生活に切り替えることによって、膵臓機能の回復、血液の浄化がはかられます。

＊＊＊＊＊

脂質異常症

※以前は高脂血症といわれていました

生活習慣病

血液中の脂質の増加が動脈硬化の原因になる

脂質異常症とは、血液中の脂質が多すぎるために起こる病気です。そもそも、血液中には、コレステロール（ＬＤＬ（悪玉）コレステロール・ＨＤＬ（善玉）コレステロール）、中性脂肪、リン脂質、遊離脂質という4種類の脂質が含まれ、これらのバランスが崩れる状態が、脂質異常症ということになります。

一般的には、血液中の脂肪が増加しても痛むことがないといわれ、病院などで脂質異常症という診断結果が出たとしても、つい見逃してしまいがちです。

しかし、放置したままにしておくと、増えた脂質が血管の内側にたまり、動脈硬化などの原因になることもあるので、要注意です。

脂質異常症は3タイプに分かれる

脂質異常症の三つのタイプについて説明します。

①ＬＤＬコレステロールが多いタイプ：（空腹時採血値：１４０㎎／dℓ以上）

血液中のＬＤＬコレステロールが多すぎると、動脈の壁に付着し、動脈がかたくなります。結果として動脈硬化につながります。

②ＨＤＬコレステロールが低いタイプ：（空腹時採血値：40㎎／dℓ未満）

血液中のＨＤＬコレステロールには、動脈

動脈硬化が起こる流れ

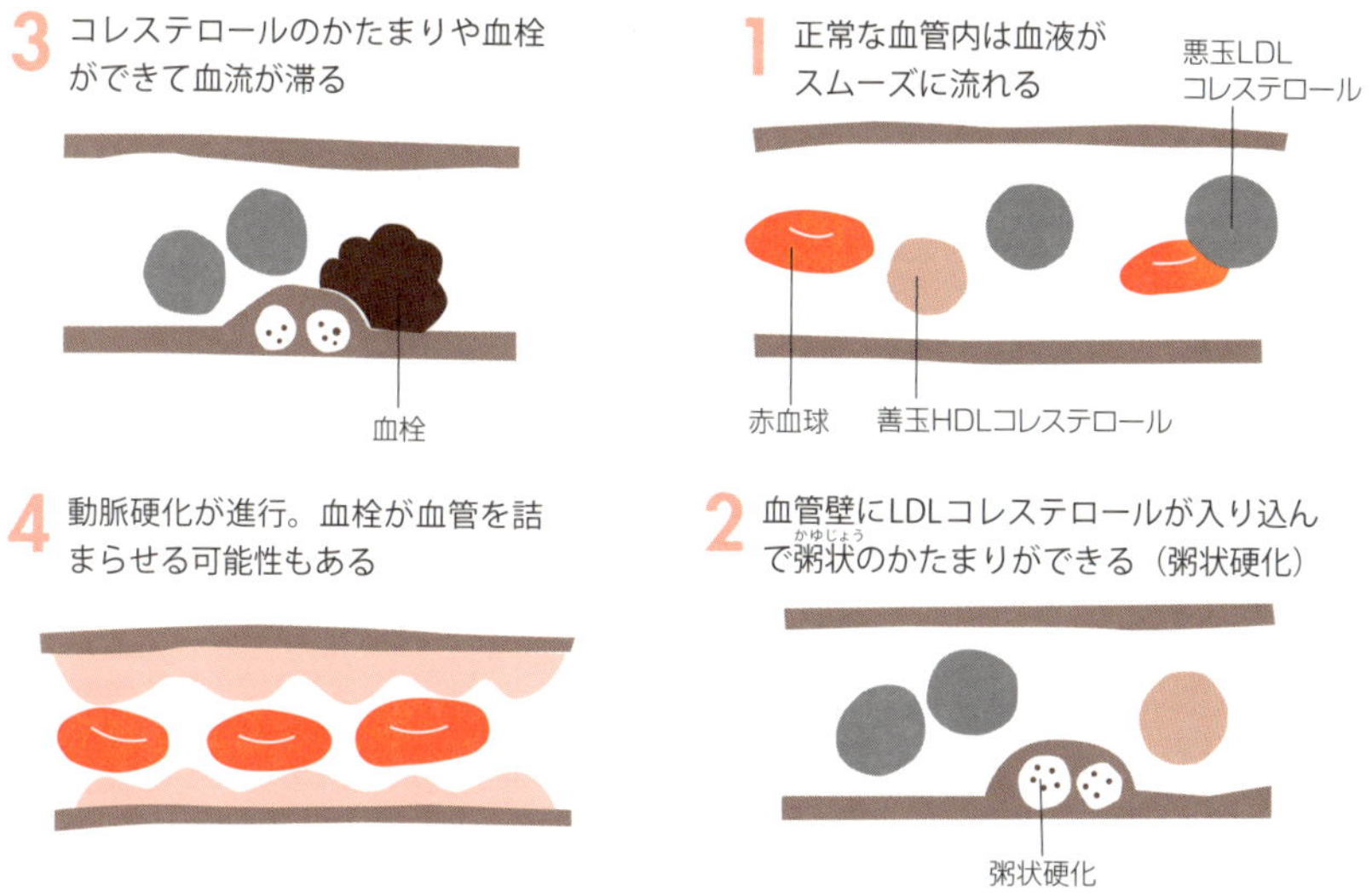

にたまったコレステロールを回収する働きがあります。このＨＤＬコレステロールが少ないと、ＬＤＬコレステロールの増加などを促し、動脈硬化の原因になります。

③トリグリセライド（中性脂肪）が多いタイプ：（空腹時採血値：150mg/dℓ以上）

中性脂肪はそれ自体で動脈硬化の原因になりませんが、ＬＤＬコレステロールを増えやすくしてしまいます。

正しい食生活で血液中の脂質を減らす

正しい食生活を始めてから、比較的すぐに変化が見られるのが、脂質の数値です。血液検査をすれば実感できるでしょう。

具体的な改善法は、まず動物性たんぱく質を禁止すること。肉食のとりすぎは血中コレステロールの元凶です。

さらに、浄血作用のある玄米・菜食中心の食生活にすることで効果も高まります。

＊＊＊＊＊

高血圧症

定期的な測定で早期発見・予防

高血圧の継続状態となっている高血圧症は、自覚症状がほとんどありませんが、そのままにしておくと動脈硬化につながります。動脈硬化が進行すると、心筋梗塞、脳卒中を引き起こす危険性もあります。早期に発見して血圧を改善することが重要です。

そのためには日々の血圧測定で自分の血圧傾向を把握しておくことが大切です。

◉基準値の把握

日本高血圧学会の判断基準によると、正常血圧は、最高血圧１３０㎜Hg未満かつ最低血圧85㎜Hg未満、高血圧は、最高血圧１４０㎜Hg以上、最低血圧90㎜Hg以上です。

◉血圧の変動

血圧は精神状態によって変化しやすいものです。したがって、定期健診やたまたま病院などで測った数値を自分の標準値と考えないようにしましょう。最高・最低ともに、５〜10㎜Hgほど変化することは少なくありません。

高血圧の原因は血液の粘りけ

自然医食療法の考えかたでは、高血圧症の原因の一つは、「血液の粘りけ」としています。

粘りけがある血液を全身に巡らせるためには、当然強い力が必要になり、それが血圧を上げる原因になっているのです。

高血圧の判定基準

分　類	収縮期血圧		拡張期血圧
(孤立性)収縮期高血圧	140㎜Hg以上	かつ	90㎜Hg未満
Ⅲ度高血圧	180㎜Hg以上	または	110㎜Hg以上
Ⅱ度高血圧	160〜179㎜Hg	または	100〜109㎜Hg
Ⅰ度高血圧	140〜159㎜Hg	または	90〜99㎜Hg
正常高値血圧	130〜139㎜Hg	または	85〜89㎜Hg
正常血圧	130㎜Hg未満	かつ	85㎜Hg未満
至適血圧	120㎜Hg未満	かつ	80㎜Hg未満

このような血液は、組織代謝を鈍らせて、増大した老廃物を巻き込んでしまいます。結果として粘りけが強くなり、血液を循環させる圧力が増大する、という悪循環に陥るわけです。

浄血効果が高い食品で血をさらさらに

自然医食療法の考えかたでは、降圧剤で一時的に高血圧症を治すのではなく、粘りけのある血液を生み出すからだの改善こそ根本治療としています。

酸毒類や窒素化合物を含むことによって、「血液の粘りけ」が高まります。

まずは、これらの物質を含む、動物性たんぱく質の食品（肉、牛乳、卵）や精白食品（白米、白砂糖）を控えること。さらに玄米・菜食中心の自然医食に切り替えてください。

浄血効果の大きい胚芽、葉緑素、酵素などの健康強化食品の補給も効果的です。

いわゆる文明社会に生きる人々の生活は、「自然的」といえるのでしょうか――。

例えば、ビルのジャングルでの暮らし中心は、自然から遊離しています。クルマ社会での暮らしは、「非筋肉的な暮らし」です。美食中心の食生活は、肉食や加工食品に偏っています。こうした暮らしに慣れた現代人の血圧は、それ自体で、既に病的なものになっているのではないでしょうか。

森下世界的長寿郷調査団は過去40年にわたり六十数回、コーカサス、パミール、新疆ウィグル地域に住まう〝百寿者〟の健康調査を行いました。彼らの最高血圧は大部分が200㎜／Hgを超え、最も高い人では152歳の340㎜／Hgでした。

現代人は総じて血管がもろくなっています。だからなのでしょうか、血圧は低いほうがよいという考えかたが定着していることは、問題であると思っています。

＊＊＊＊＊

肥満

生活習慣病

肥満はあらゆる病気の温床になる

肥満とは、たくさんの中性脂肪を蓄えた結果、体重が増加した状態をいいます。

肥満はさまざまな病気の原因になりますが、大別すると次のタイプの弊害があります。

◉代謝弊害

余分な脂肪の蓄積によって、血液中の中性脂肪が増加します。一方で、ＨＤＬ（善玉）コレステロールを低下させます。結果として、糖代謝異常を起こし、糖尿病などの危険性も高まります。

このような状態が続くと、動脈硬化が促進され、心筋梗塞や脳卒中など命に関わる病気の原因になります。

◉過体重による弊害

体重が増えることで、腰や膝などに負担がかかり、腰痛や関節痛が起こりやすくなります。また、体重が重いと心臓にも負担がかかります。

結果として、心臓肥大や不整脈、高血圧といった生活習慣病の危険性も高まります。

代謝障害の原因は過酸化脂質

肥満によって起こる代謝障害の原因物質の一つとして「過酸化脂質」が注目されています。

過酸化脂質とは、中性脂肪やコレステロールなどの脂質が活性酸素によって酸化されたものです。この過酸化脂質は血管内で血小板を壊してしまいます。破壊された血小板が血栓となって血管をふさぎ、脳血栓、心筋梗塞などを引き起こすのです。

また、過酸化脂質は肝臓の機能も低下させます。このため、脂肪の代謝が滞り、肥満が助長されることにもなります。脂肪が酸化し、過酸化脂質になる過程については、まだ解明されてはいません。しかし、肥満体の体内で多く生み出されるのは事実ですので、肥満を防止することが重要となります。

自然医食療法五つのポイント

「肥満とは誤った食生活の現れ」にほかなりません。

浄血によって脂肪代謝の異常を解消するには、食生活改善法が決め手となります。

①穀菜食中心の食事に切り替える

主食は玄米、副食は野菜、海藻類、小魚介類

②過食は厳禁

朝食抜きの1日2食（一食一膳）

③徹底的に咀嚼する

満腹中枢を刺激し、少食になる

④生理機能を狂わせる原因である、動物性たんぱく質（肉、牛乳、卵）はとらない

⑤適塩・適水を心がける

体細胞の活動を高め、体組織を引き締める大事な要素）

そのほか、肥満解消に効果的な野菜を紹介しますので、日頃から積極的にとるようにしてください。

老廃物の排泄……ヨモギ・パセリ・マイタケ

浄血作用……ニラ・アシタバなどの青菜類

代謝の促進……ショウガ・トウガラシ・ネギ・ニンニク・タマネギ

高血圧予防……コンブ・ソバ

肥満者（BMI≧25）の割合（20歳以上）

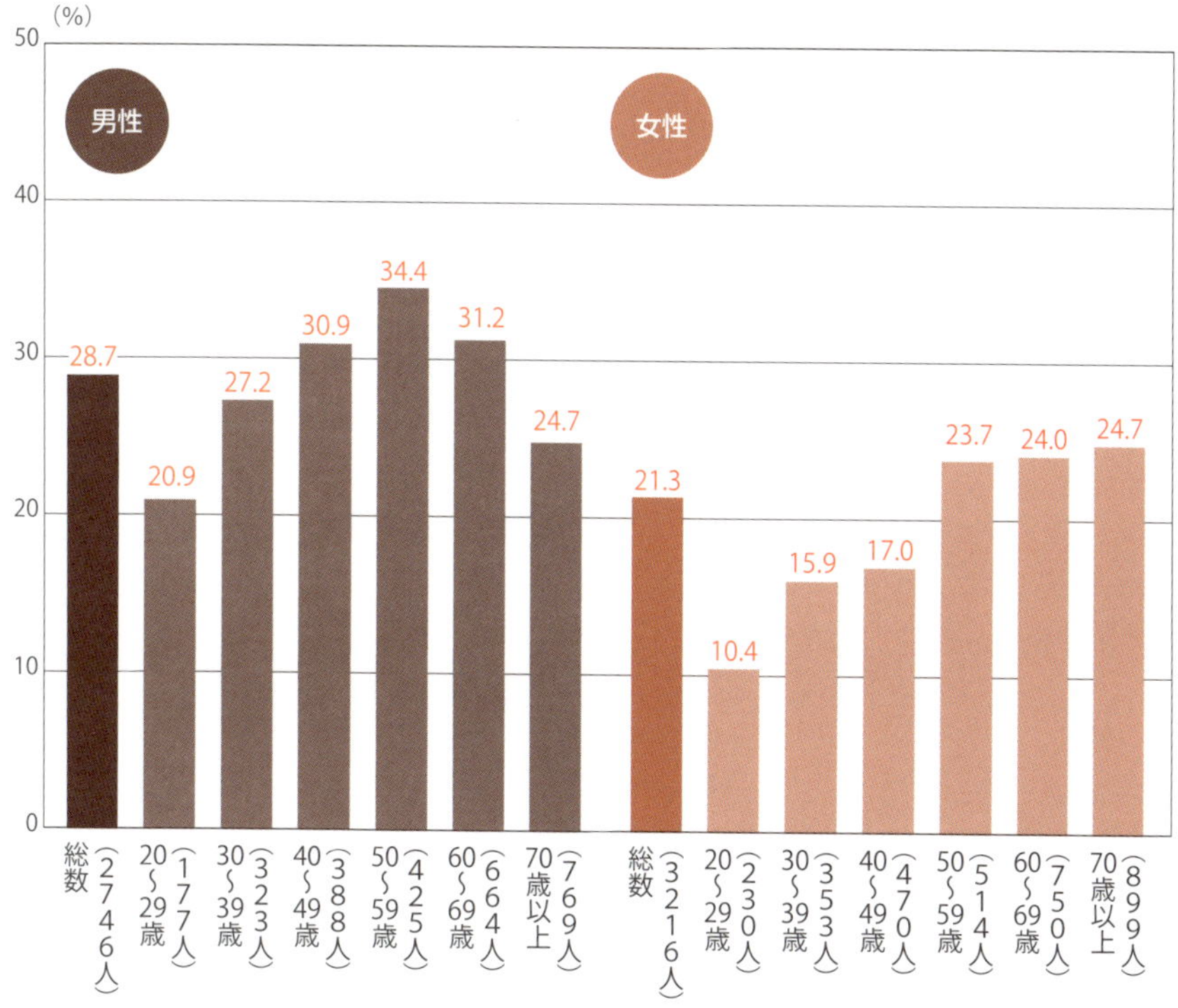

※平成26年国民健康・栄養調査結果の概要より

BMIを使った肥満判定

ＢＭＩ ＝ 体重（kg）÷ 身長（m）÷ 身長（m）

◎肥満度の測定基準

18.5未満：低体重（やせ）	25〜30未満：肥満（1度）	35〜40未満：肥満（3度）
18.5〜25未満：普通体重	30〜35未満：肥満（2度）	40以上：肥満（4度）

歯周病

生活習慣病

悪化すると歯が抜けることもある

歯周病とは、歯茎や歯を支える骨などが破壊される病気のことで、歯槽膿漏とも呼ばれることがあります。

歯周ポケット（歯と歯茎の間）に細菌が入ることが原因です。これにより、歯肉が炎症を起こして腫れ、歯磨きの際に出血しやすくなります。

症状が進むと、歯周組織が破壊され、歯がぐらついたり、歯が抜けてしまうことがあります。

歯周病はかなり状態が進行しないと、痛みや不快感などの自覚症状が現れません。

一方で、従来の健康診断では歯科検診が組み込まれていないことが多いので、個人で定期的に診断を受け、予防する必要があります。

歯周病の原因は腸内環境にある

口内には、およそ10億個の細菌がいるとされ、一般にはこれが歯周病の原因といわれています。

しかし、口内は腸と直接つながっています。したがって、自然医食療法の考えかたでは腸内環境とも深く関わっていて、口内菌の状態を左右しているとしています。

つまり、根本的な対策としては腸内環境を整えることが重要ということになります。

歯周ポケット（４㎜以上）を有する人の割合

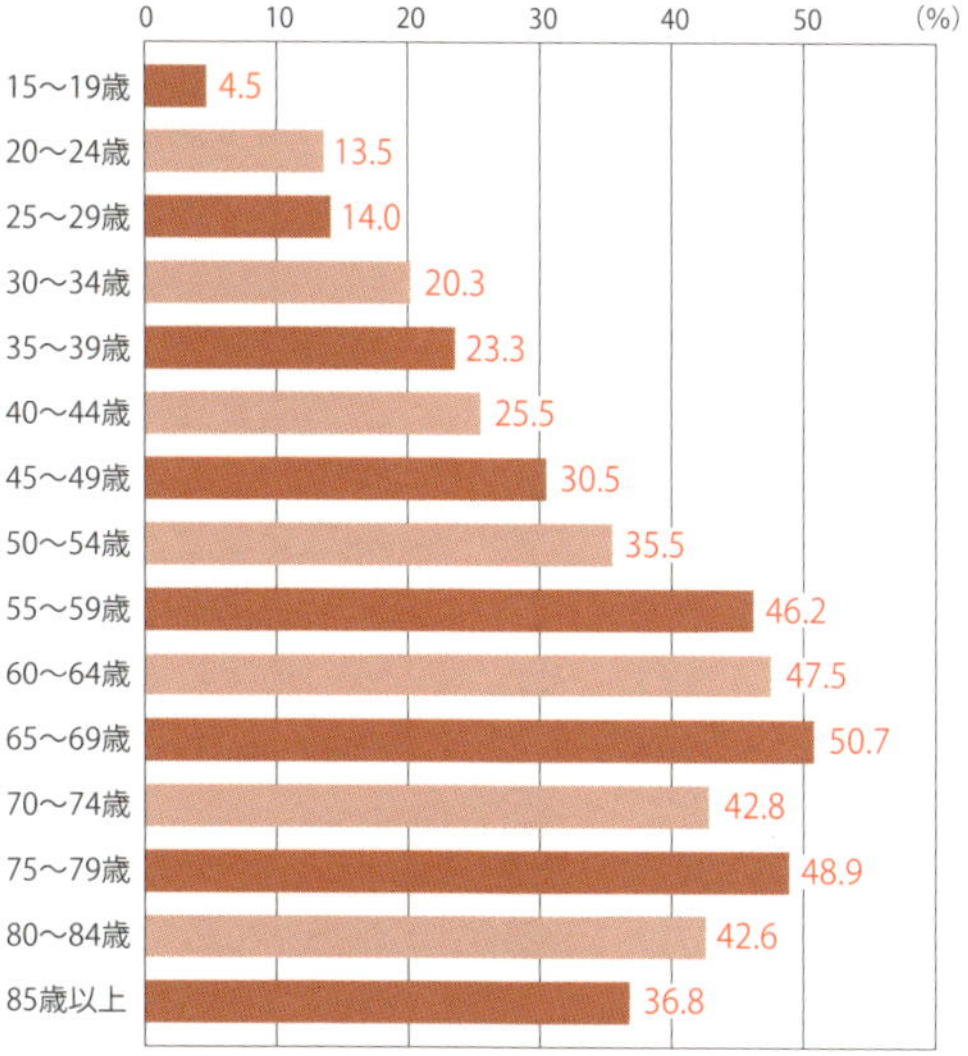

※平成23年「歯科疾患実態調査」（厚生労働省）より

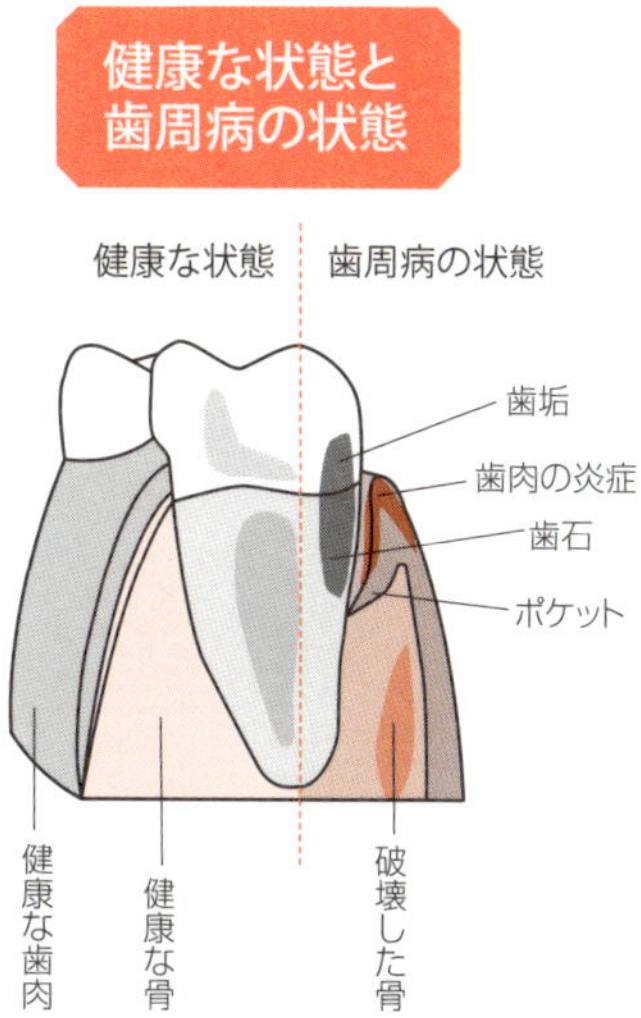

まず、欧米化された食生活を改め、玄米・菜食中心の食生活に切り替えてください。腸に負担をかけない食生活を実践していきましょう。

発酵食品で腸を整える

腸内環境を整えることは、腸内細菌の悪玉コレステロールを減らして、善玉コレステロールを増やすということです。

このためには、発酵食品（みそ・しょうゆ・納豆・漬け物など）を積極的に食べる必要があります。

発酵食品を使った調理として特におすすめするのは「納豆汁」（みそ汁に納豆を入れてかき混ぜ、麻の実の油を加える）です。

さらに酵素系統のサプリなども積極的に活用するとよいでしょう。

酵素は老廃物を分解、処理するので、血液を浄化する働きもあります。

＊＊＊＊＊

不整脈

心臓は電気的刺激で動いている

通常、心臓は1分間に60～80回（1日で約10万回）の規則的なリズムで拍動を繰り返しています。このような心臓の拍動は、右心房にある洞結節によってつくられます。

①洞結節で微量の電気刺激が発生、②刺激伝導系（電気刺激を受けやすい心筋）を伝い、心房から心室に伝達、③拍動が生じる、という仕組みです。

この刺激伝導系になんらかの異常が生じると心臓は規則正しく拍動しなくなり、脈が乱れます。これが不整脈です。

不整脈の代表的なタイプには、脈の途切れを感じたり、途切れたあとの脈動を強く感じたりする期外収縮や、脈動の大きさや間隔が不規則な心房細動などがあります。

不整脈の原因は「血液の汚れ」

不整脈は、一過性のものが多いのですが、慢性病の一症状である場合もあります。

心筋梗塞や冠動脈硬化症などは、不整脈を引き起こすことが少なくありません。つまり、不整脈とは心臓障害の現れともいえるのです。

自然医食療法の考えかたでは、この心臓障害も「血液の汚れ」が原因と捉えます。

不整脈および心臓系の病気のタイプは、血液性状の違いや血液の汚れの程度が関与して

不整脈のリズムの例

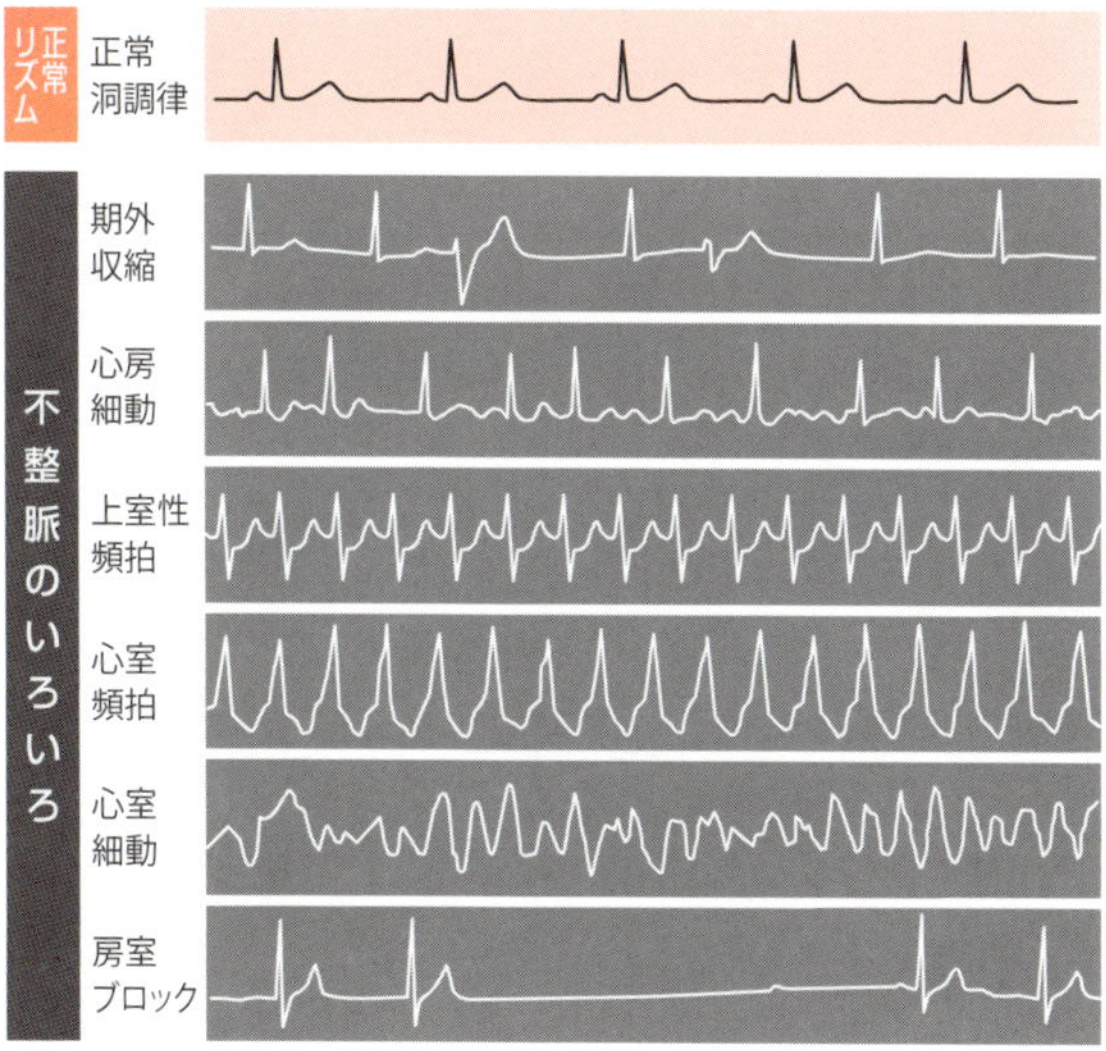

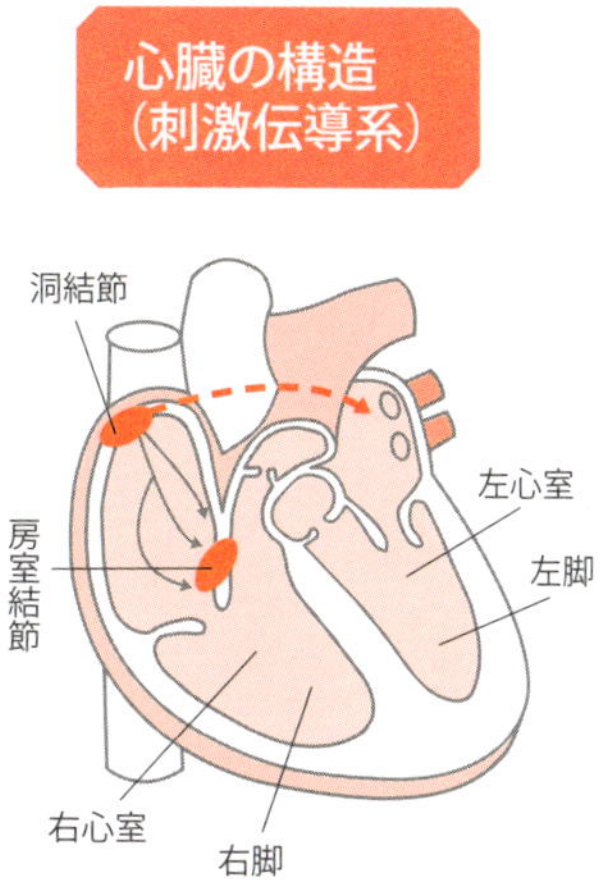

いるのです。

血液の状態を左右するのは食生活です。まずは食生活を見直し、「血液の汚れ」を解消しましょう。

心臓機能を強化する食材を活用

玄米・菜食によって「血液の汚れ」を解消するとともに心臓の機能を強化する食材をとるようにしてください。次のポイントを踏まえ、改善していきましょう。

①良質な葉緑素サプリを積極的にとる

浄血作用がある

②しょうゆ、豆腐、みそを積極的にとる

心臓機能を活発化させる

③肉、牛乳、卵など動物性たんぱく質を摂取しない

電気的機能を狂わせる

④白砂糖を控える

心臓に負担をかける

＊＊＊＊＊

めまい

慢性的な症状・病気

めまいは原因の見極めが重要

めまいは、耳の病気、脳の病気、血圧、ストレス、加齢など、さまざまな原因が考えられます。症状の特徴は、原因となる障害を見極めるめやすとなります。

◉ぐるぐるした感じで目が回る

回転するようなめまいは、中耳炎や吐き気などを伴うメニエール病といった耳の病気や、脳梗塞などの脳の病気が考えられます。

◉ぐらぐらと揺れる感じでふらつく

まっすぐに歩けず、ふらついてしまうめまいは脳の血流に関係する病気が考えられます。

◉立ちあがったときにくらっとする

立ちくらみの原因は、血圧の変動によるものです。高血圧、低血圧、不整脈などが考えられます。精神的なストレスなども原因です。

めまいの検査は4種類

めまい程度といってそのままにするのではなく、定期的に検査をしましょう。主な検査は眼球の動きで見分ける「眼振検査」、ふらつきの程度で見る「体平衡検査」、耳の異常を調べる「聴力検査」、脳の異常を調べる「ＣＴ・ＭＲ検査」です。

全身の組織細胞の正常化で改善へ

めまいは耳、脳、ストレスなど、さまざま

症状と検査所見でわかるめまいの原因

	原因	症状	所見
血圧異常	高血圧	浮動感	血圧上昇
	低血圧	浮動感、眼前暗黒感	血圧低下
	起立性低血圧	立ちくらみ、眼前暗黒感	起立による血圧降下
心原性	頻脈性不整脈（心室性頻拍）	浮動感	頻脈
	徐脈性不整脈（洞不全症候群、房室ブロックペースメーカー不全）	浮動感、回転性、眼前暗黒感、失神	徐脈
脳血管障害	急性期	浮動感、回転性	その他の神経症状、脳血管障害の危険因子、画像診断
	慢性期	浮動感	

	原因	症状	所見
末梢血血算	貧血	浮動感 息切れ 眼前暗黒感	赤血球数減少 ヘモグロビン低値
耐糖能異常	高血糖	浮動感	高血糖
	低血糖	浮動感、交感神経刺激症状（動悸、冷汗、手指振戦）	低血糖
その他	脱水	浮動感、回転性	皮膚ツルゴール低下、口内乾燥
	肝不全	浮動感、ふらつき	肝機能障害、羽ばたき振戦
	腎不全	浮動感、ふらつき	腎機能障害、羽ばたき振戦

日本神経治療学会資料より（一部抜粋）

な原因が考えられます。

しかし、自然医食療法では、いずれの場合も、全身の組織細胞を正常化させることが、病的症状とそのおおもとにある障害を克服する決め手になると捉えています。

まずは、次の四つのポイントを踏まえて、正しい食生活へと切り替えましょう。

①動物性たんぱく質を含んだ食品（肉、牛乳、卵）をとらない

玄米・菜食中心の食生活をする

②腸内の細菌叢を整える発酵食品をとる

みそ、しょうゆ、納豆

③血液をきれいにする

葉緑素サプリが効果的

④自律神経機能を安定化する

エゾウコギ茶など

これらのことで、細胞を活性化させて自然治癒力を高め、めまいの原因となる病気を改善していきましょう。

＊＊＊＊＊

不眠症

慢性的な症状・病気

不眠症にはさまざまなタイプがある

不眠症は主に次のようなタイプがあります。

◉入眠障害

夜間なかなか眠れず、ふだんより2時間以上かかります。

◉中間覚醒

いったん寝ついても夜中に目がさめやすく、2回以上目がさめます。

◉熟眠障害

朝起きたときにぐっすり眠った感じが得られません。

いずれも、一時的なものは不眠症ではなく、それぞれ症状が継続した場合に不眠症と判断されます。

そのほかには、夜間、睡眠中に反復して呼吸停止・呼吸低下が起こる睡眠時無呼吸症や、不安感と緊張が強まる精神生理性不眠症などがあります。

6時間睡眠が適度

一般に睡眠は、脳を休ませる時間とされていますが、自然医食療法では胃腸を休めるための時間としています。胃腸は、1回の食事で3時間程度の休息が必要になります。また、自然医食療法での原則は1日2食なので、6時間睡眠が適度ということになります。

ただし、胃腸に負担をかける動物性たんぱ

睡眠の質の状況

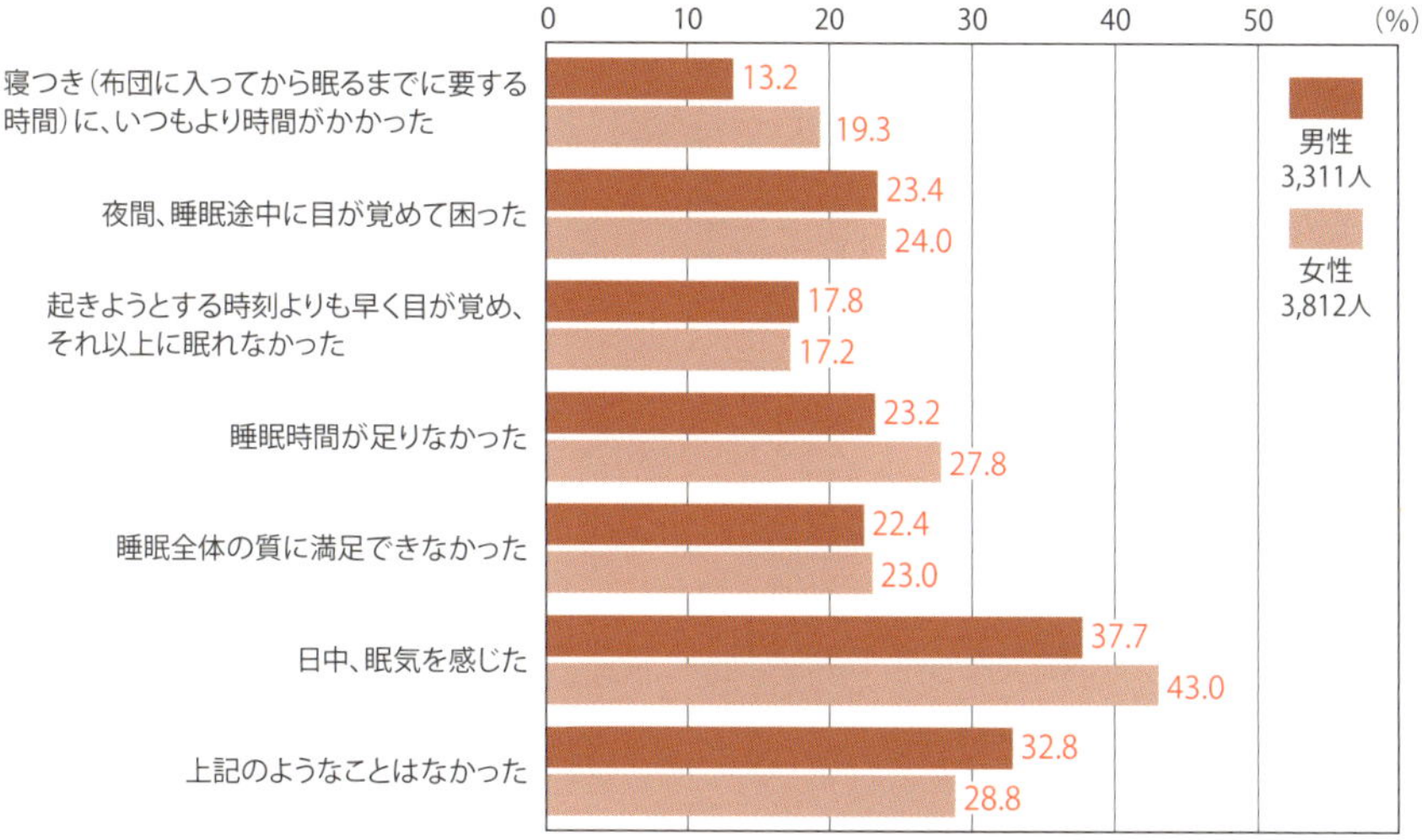

※平成26年「国民健康・栄養調査結果の概要」（厚生労働省）より

く質を含む食品をとっていると6時間では胃腸の疲れがとれません。日中の眠気や不眠感の原因となります。

抗ストレス食材で健やかな眠りへ

人間のからだは、生理機能と意識とが密接に関わり合っています。

したがって、過敏になった神経を和ませることが、不眠症を改善する近道となるのです。

化学薬剤はからだの自然性を崩すので、睡眠薬は使わないでください。食生活を改め、予防・改善しましょう。ストレスを軽減し、心を落ち着かせる薬効食品を紹介します。

朝鮮ニンジン……抗ストレス作用がある

ネギ・ラッキョウ……神経を落ち着かせる

クチナシの実……不眠症の民間薬

また、白砂糖はカルシウム不足の原因となり、結果として神経を不安定にするので、極力避けるようにしましょう。

＊＊＊＊＊

痛風

痛風の原因は尿酸の代謝異常

痛風の主な症状は、足の親指のつけ根にある関節が赤く腫れ、激痛が起こることです。工具で締めつけられるような激しい痛みで、歩くことすらできなくなる場合もあります。突発的な症状なので、痛風発作と呼びます。

原因は尿酸という物質です。尿酸が一定量を超えると、体内に蓄積され、さまざまな臓器や組織に炎症を引き起こします。足の指の激痛発作もその一環です。

痛みが出るまでの過程は、①蓄積された尿酸がナトリウムと塩をつくり、尿酸塩の結晶になる、②尿酸塩に対し、体内の防御機構である白血球が攻撃する、③炎症が起こり激しく痛む、というように進行します。

また尿酸塩は、臓器にもたまります。特に腎臓にたまりやすいので、痛風発作が起こる人は、腎機能に注意しましょう。

肝臓障害や動脈硬化合併症の心配も

体内の尿酸の3分の2は、肝臓で濾過されて尿として排出されます。

あまりに尿酸値が高すぎる場合、排出されなかった尿酸が肝臓の機能を低下させます。結果として肝炎や肝臓結石などの肝臓障害を引き起こします。

また、尿酸は血管の内壁に沈着するので、

痛風発作が起きた際の応急処置

①患部を冷やすこと
②発作の起こった関節を必ず安静にすること。マッサージなどは絶対にしてはいけない
③お酒は飲んではいけない
④アセチルサリチル酸（アスピリン）が含まれた薬を大量に飲むと、発作がひどくなることがあるので、使わないほうがよい。解熱剤として処方された薬（坐薬など）があれば、それを使ってもよい
⑤できる限り早急に、病院に行くこと

痛風の判定基準

①症状が出てから１日以内にピークに達する
②以前にも同じような症状が出たことがある
③一つの関節だけに症状が出ている
④関節の部位が赤くなっている
⑤関節が腫れている
⑥足の親指のつけ根の関節に激しい痛みと腫れがある
⑦片足の親指のつけ根の関節に炎症がある
⑧片足の足首のあたりの関節に炎症がある
⑨血液検査で尿酸値が高い

動脈硬化はもちろん、高血圧症、狭心症、心筋梗塞などの原因にもなるのです。

たんぱく質の代謝改善が必要

人間のからだを構成する成分は、有機的に結びついています。

したがって尿酸の代謝異常だけに着目するのではなく、全身の代謝機能に目を向けるべきです。

その全身の代謝バランスを崩す原因は、たんぱく質の代謝異常です。

改善するポイントは次のとおりです。

①代謝を乱す肉、牛乳、卵はとらない
②玄米・菜食中心の食生活に改善する
③代謝と浄血を促す胚芽・葉緑素をとる
④痛風に効果的な食材をとる

ヨモギは痛風の改善に効果的な薬効食品です。梅酢や米酢などは痛風の痛みを和らげる食品です。

ぜんそく

ぜんそくには二つのタイプがある

ぜんそくは、気管支がなんらかの刺激に対してけいれんを起こし、気道が狭まることで特有な症状が出るものです。

主な症状としては、発作性の咳、息苦しくなる呼吸困難、そして呼吸に伴うゼーゼー、ヒューヒューという喘鳴があります。

ぜんそくには二つのタイプがあります。

花粉やダニ、ハウスダストなどのアレルゲン（アレルギー反応を起こす原因）を特定できるアトピー型と、アレルゲンを特定できない非アトピー型です。

アトピー型は子どもに多く、非アトピー型は成人に多いという傾向があります。

アレルギー体質はぜんそくになりやすい

ぜんそくになりやすいのはアレルギー体質の人です。アレルギー体質とは、体外からの侵入物質を拒絶する反応が強い体質です。浸出性体質及び胸腺リンパ体質とも密接な関係があります。

◉浸出性体質

鼻粘膜や気管などに炎症を起こしやすいためぜんそくになりやすい体質です。

◉胸腺リンパ体質

リンパ腺や扁桃腺が異常に大きいのが特徴。胃腸が弱く、神経も過敏なので、ぜんそくに

発作時の気道の状態

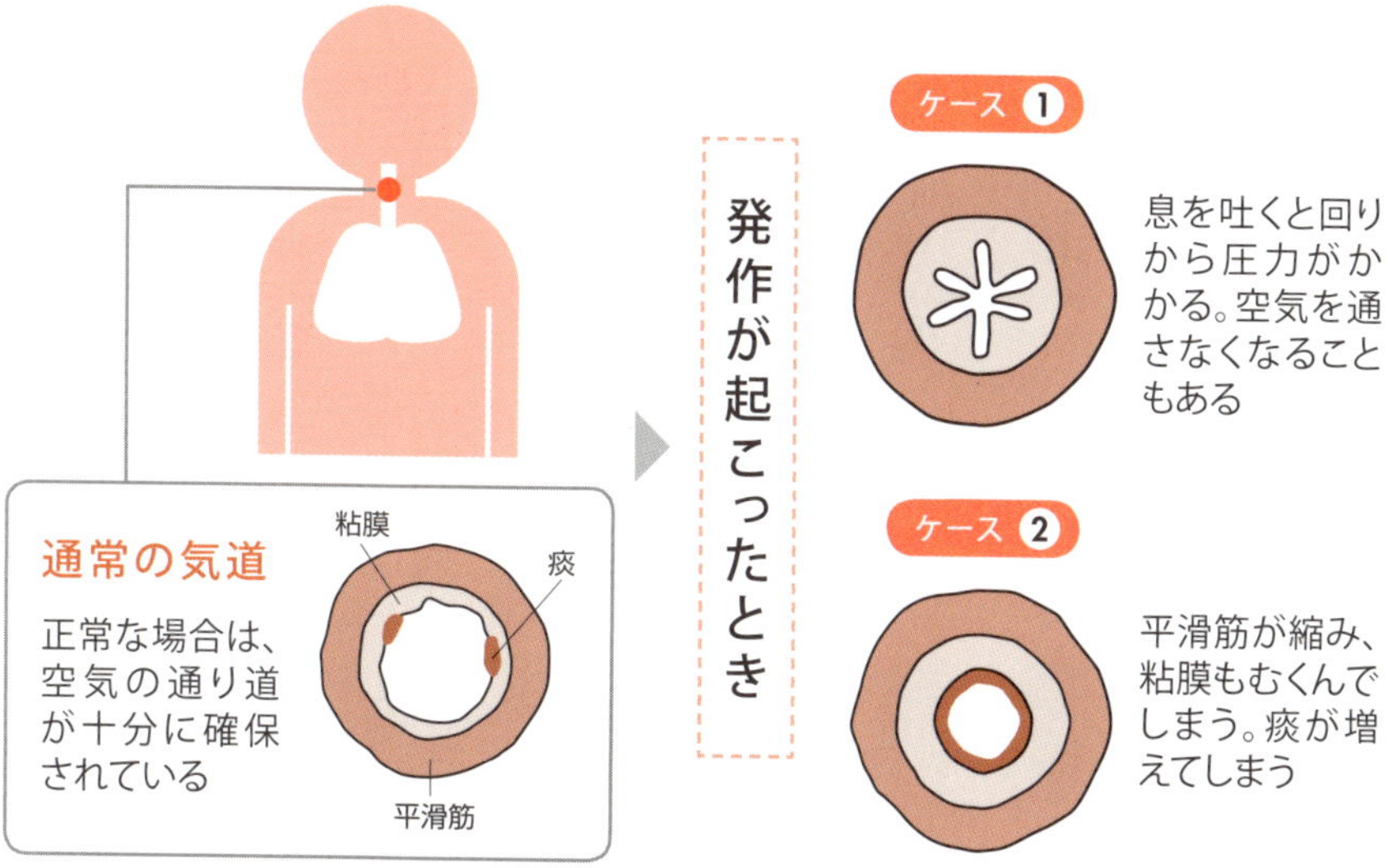

なりやすい体質です。

たんぱく質の代謝改善が必要

そもそもアレルギー体質の原因は、牛乳と白砂糖の過食・常食にほかなりません。

このような食べ物によって生まれた体細胞は、体外からの侵入物質に対して、抵抗、反発します。

それがアレルギー反応なのです。

原因となる食品を避けるとともに、玄米・菜食中心の生活に切り替えましょう。

玄米は内臓機能を助け、基礎体力を高めるのです。

そのほか、血液の浄化作用がある発酵食品(みそ・しょうゆ・納豆)などもおすすめします。

食べ物の質が変われば、血液の質が変わります。

結果として体細胞の質も変わり、アレルギー体質も改善する、ということです。

肝臓障害

慢性的な症状・病気

汚れた血液が肝臓の負担

肝臓は生命維持にとって、重要な働きをしています。たとえば、栄養分を貯蔵し、必要に応じて血中に送り出したり、体内毒素の最終的な処理を引き受けたりしているのです。

この肝臓には栄養血管と機能血管という二系統の血管が来ています。

◉栄養血管

細胞に栄養分や酸素を供給する血管です。

◉機能血管

肝臓での解毒・浄化を受けるために、ほかの臓器・組織からの血液を送る血管です。

自然医食療法の考えかたでは、これらの血液を正常に保つためには、動物性たんぱく質を含む食品を避けることが重要としています。

肝細胞への負担を軽くして、機能を高めるために必要なのです。

つまり、①栄養血管内の血液を健全にする、②肝臓の浄血作業を促す、③全身を巡る血液の浄化が進む、ということです。

さまざまな肝臓障害とその改善

肝臓障害にはさまざまな種類があります。そのなかでも、肝炎、肝硬変、肝臓ガンが広く知られています。それぞれの説明とともに、自然医食療法で捉える原因や、改善方法などについても説明します。

肝臓の健康を保つ食生活

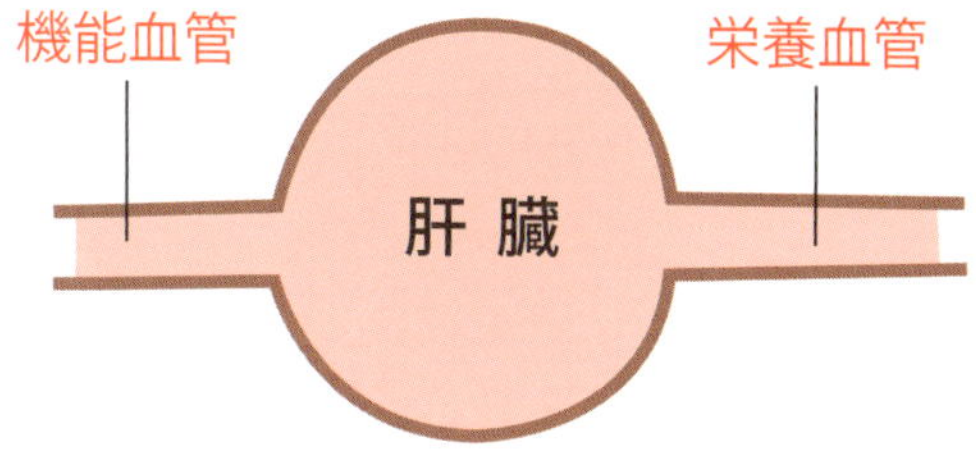

血液を汚さない食生活のポイント

1. 動物性たんぱく質を含む食品をとらない
2. 化学調味料・食品添加物をとらない
3. 玄米・菜食中心の食生活に切り替える
4. アズキなど利尿作用のある食材をとる
5. 長期投与の薬毒は、食毒よりも滞留時間が長い
6. 肝臓に停滞している食毒・薬毒はプチ断食（週に１、２回）で排除する
7. ストレスで肝臓に集中した体毒は葉緑素部で一掃する

◉肝炎

肝臓組織に炎症が起こるもので、すべての肝臓障害の原因ともいえます。

実際には、肝炎は比較的治りやすい病気ですが、高たんぱく質の食品や薬物投与によって、慢性化を促すことがある、と自然医学療法では捉えています。

その結果として、肝硬変や肝臓ガンなどの深刻な病気になることもあるのです。

◉肝硬変

肝炎が慢性化し、肝臓組織全体が硬くなることで、肝臓機能が低下し、引き起こされるものです。

◉肝臓ガン

肝臓は大きな抵抗力を持っています。しかし、汚れた血液や化学薬剤のダメージに抵抗した結果、腫瘍ができてしまうことがあります。

自然医食療法では、徹底した浄血をはかることで回復へ向かうと捉えています。

さまざまな肝臓障害とその改善

肝臓機能の回復にはシジミを強くおすすめします。シジミはダメージを受けた肝臓の回復をはかり、本来の機能を高め、からだの抵抗力の増大に役立ちます。

シジミに含まれる主な栄養素は次のとおりです。

良質のアミノ酸……人間の食性に適したアミノ酸を有効利用。抵抗力も高める

豊富なタウリン……善玉コレステロールを増やす。血圧を正常化する

ビタミンB_{12}……アミノ酸の代謝を促し、肝細胞の再生・修復力を高める。貧血を防ぐ

みそ汁に入れたりするなど、日ごろから積極的にとることで、肝臓の強化や、肝臓障害の予防・改善をしていきましょう。

＊＊＊＊＊

胃腸障害

慢性的な症状・病気

胃腸障害はストレスが原因

胃腸障害には、さまざまな種類がありますが、ここでは、急性胃炎、胃・十二指腸潰瘍、胃けいれんなど、広く知られているものを紹介します。

自然医食療法の考えかたでは、それらの病気に共通する原因は、誤った食生活と現代社会のストレスにあるとしています。

◉急性胃炎

胃の粘膜に炎症が起こり、突発的な痛みが生じます。むかつき、嘔吐なども伴います。直接的な原因はアルコールのとりすぎやストレス、アレルギーなどです。

◉胃・十二指腸潰瘍

胃や十二指腸の粘膜が傷つき、ただれた潰瘍となり、ときにはそこに粘膜や組織欠損（穴があく状態）が生じることもあります。

主な原因は、胃液の分泌バランスの崩れです。

◉胃けいれん

胃壁の筋肉が非常に緊張している状態となるもので、いわゆるけいれんとは異なります。

ほかの胃障害に伴って引き起こされることも多くあります。

胃は自律神経と密接に関わる

多くの胃腸障害にはストレスが大きく関わ

っています。

すべての内臓機能は、自律神経系（交感神経・副交感神経）によってコントロールされています。

胃腸ではこの自律神経系の働きが、消化液の分泌量や働き具合を調整しているのです。

つまり、ストレスの影響を受けやすくなっているのです。

自律神経への過度なストレスがもとになり、胃腸機能の低下や混乱を引き起こす結果となります。胃潰瘍のときなどは、特に注意しなければなりません。

胃を丈夫にする食物と食べかた

胃の健康を保つためには、ストレスの対策とともに、食生活の改善が必要です。

まず胃に負担をかける動物性たんぱく質を含む食品（肉、牛乳、卵）を避けてください。

また胃の粘膜を荒らす化学薬剤も避けるようにしてください。自然医食療法での注意ポイントは次の通りです。

◉食べ物

玄米・菜食中心の食生活への切り替えが不可欠です。

日本人は腸の長さなどに示されるように穀菜食性です。本来の食性に適した玄米・菜食に切り替えることで、血液も正常化して内臓機能が高まり、自律神経系も安定・強化されるのです。

特に、副腎皮質の機能を高め、抗ストレス力を高める朝鮮ニンジンや、胃潰瘍に効果的なクロマメ、甘草はおすすめです。

◉食べかた

からだを構成するたんぱく質は体内において炭水化物を素材にしてつくられます。

その過程で唾液の成分が重要な役割を果たし、炭水化物の消化をスムーズにする働きがあるので十分な咀嚼が不可欠です。

胃・十二指腸潰瘍のチェックリスト

□ ヘビースモーカーである（１日20本以上）

タバコは血流を悪化させるので、胃・十二指腸潰瘍の発生率などを高めることがあります。

□ お酒が大好きで、毎晩飲んでいる

適量であればストレスの解消効果もありますが、飲みすぎると急性胃炎などの原因になります。

□ 食べ物の好みが変わってきた

脂っこいものが食べたくなったり、さっぱりしたものが欲しくなったり……胃・十二指腸潰瘍の病気の影響で、食べ物の好みが変わることがあります。

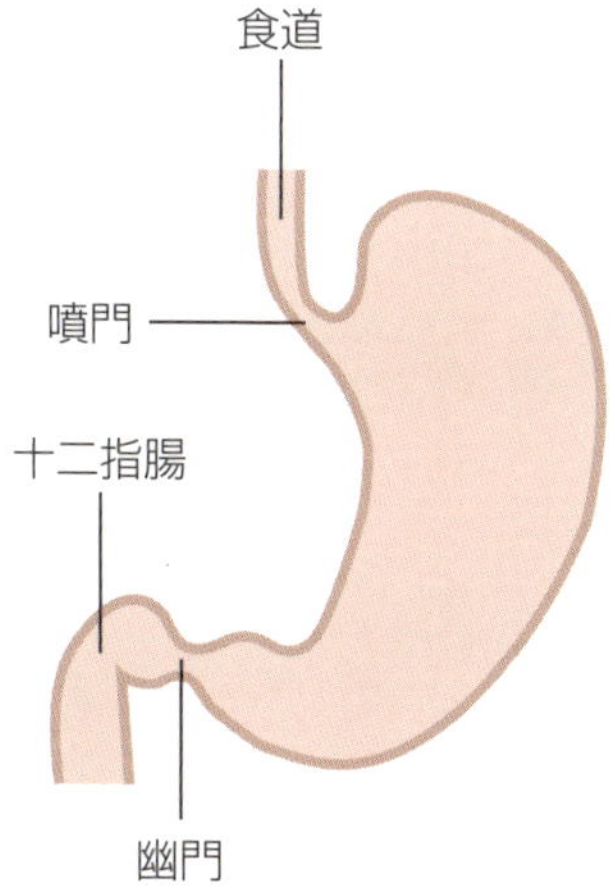

□ みぞおちに痛みがある

胃・十二指腸潰瘍のほか、急性胃炎、慢性胃炎、胃ガンなどの病気の症状として現れます。

□ 胸やけする

胃・十二指腸潰瘍の場合、食事をすると治るという特徴があります。また、大量のアルコール、精神的な疲れによって、急性胃炎の症状として胸やけが起こることがあります。

□ 口臭がする

胃のなかで消化物が発酵し、口臭の原因となることがあります。

□ よくげっぷが出る

幽門部に胃潰瘍やガンがあるとき、ガスがげっぷとなって出ることがあります。

□ 黒色っぽい便が出る

出血などにより、便の色が黒に変わることがあります。

□ 貧血気味が続いている

胃・十二指腸潰瘍などによって出血が続くと、貧血になることがあります。

□ まじめ、落ち込みやすい、神経質

ストレスをためてしまう人は、胃潰瘍になりやすいといわれます。

＊＊＊＊＊

膀胱炎

膀胱炎は女性に多い

膀胱炎は、尿道が長い男性よりも、尿道が短く直線的な女性のほうがなりやすい傾向があります。

主な症状は頻尿、排尿時の痛み、残尿感などで悪化すると尿が白く濁ったり、血尿が出ることもあります。

症状がさらに進行すると、炎症が腎臓にまで波及する場合もあります。

前述したような症状が出たら要注意です。

血液の汚れと冷えが原因

自然医食療法の考えかたでは、あらゆる病気の原因は「血液の汚れ」としています。

汚れた血液中の毒素や老廃物が炎症を引き起こすことが、病気のもとだからです。

また、汚れた血液は全身を巡りますが、炎症を起こすのは、抵抗力が弱まっている部分です。

当然、膀胱炎でも根本の治療としては、血液の浄化を行うことが不可欠です。

膀胱の場合、抵抗力を下げるもう一つの原因は「冷え」です。

膀胱炎が女性に多いもう一つの理由がここにあります。

つまり血液の汚れと冷えの克服が根本的な治療なのです。

膀胱炎の進行過程

1 トイレの回数が増え、排尿後に不快感がある

↓

2 排尿の際、痛む、しみる、違和感がある

↓

3 さらに頻尿になり、痛みもひどくなる

↓

4 尿が白く濁る、ときには血尿が出る

膀胱炎は、尿道の短い女性に発症しやすい傾向があります。性行為後、月経後などに排尿を我慢すると起こりやすいので十分な注意が必要です。上記のような症状が出た場合、出ている場合は、血液を浄化する根本治療をすぐ実践しましょう。

クスリは慢性化のもと。食事療法で改善

化学薬剤は胃腸を荒らし、血液も汚すため、結果として膀胱炎を慢性化させることもあるので極力避けましょう。

そもそも、膀胱炎の原因は血液の汚れと冷え。これらを改善するためには次の自然医食療法に切り替えることが不可欠です。

①血液の浄化

玄米・菜食中心の食生活に切り替え、発酵食品、海藻、小魚類などを積極的にとる。動物性たんぱく質、アルコールなどはとらない

②冷えの予防

果物など、からだを冷やす食品や水は避ける。さらに夏場の冷房のつけすぎなど、からだを冷やす生活をしない。小魚介類、塩などは、体質を陽性化し、冷えを防止するので適量とるとよい

＊＊＊＊＊

アトピー性皮膚炎

慢性的な症状・病気

命名から80年の文明病

「アトピー」という言葉は、1932年、アメリカの著名な皮膚科医が用いたことで、広まっていきました。当時に比べ、その患者数も増加し、近年は文明病ともいわれています。発展途上国よりも先進国のほうが発症率が高く、地方出身者が大都市圏に住み始めると発症する場合があるからです。

命名後、80年を経たいまでも原因は解明されていません。誤った食生活、不衛生な環境、遺伝などが影響するといわれています。

原因は添加物と甘いもの

自然医食療法の考えかたでは、アトピー性皮膚炎は、現代の誤った食生活こそ最大の原因としています。

まずは動物性たんぱく質の過剰摂取です。アトピー性皮膚炎が子どもに多い理由は、まだ消化酵素が少なく、腸粘膜が未熟なためです。動物性たんぱく質が消化しきれないまま血液に移行してしまい、これがアレルギー反応を引き起こして、発症してしまうのです。

このほかに避けてほしい食品は次のとおりです。子どものアトピーが気になる人は注意してください。

①白砂糖

皮膚・粘膜のトラブルのもと

アトピー性皮膚炎の主な症状の変化

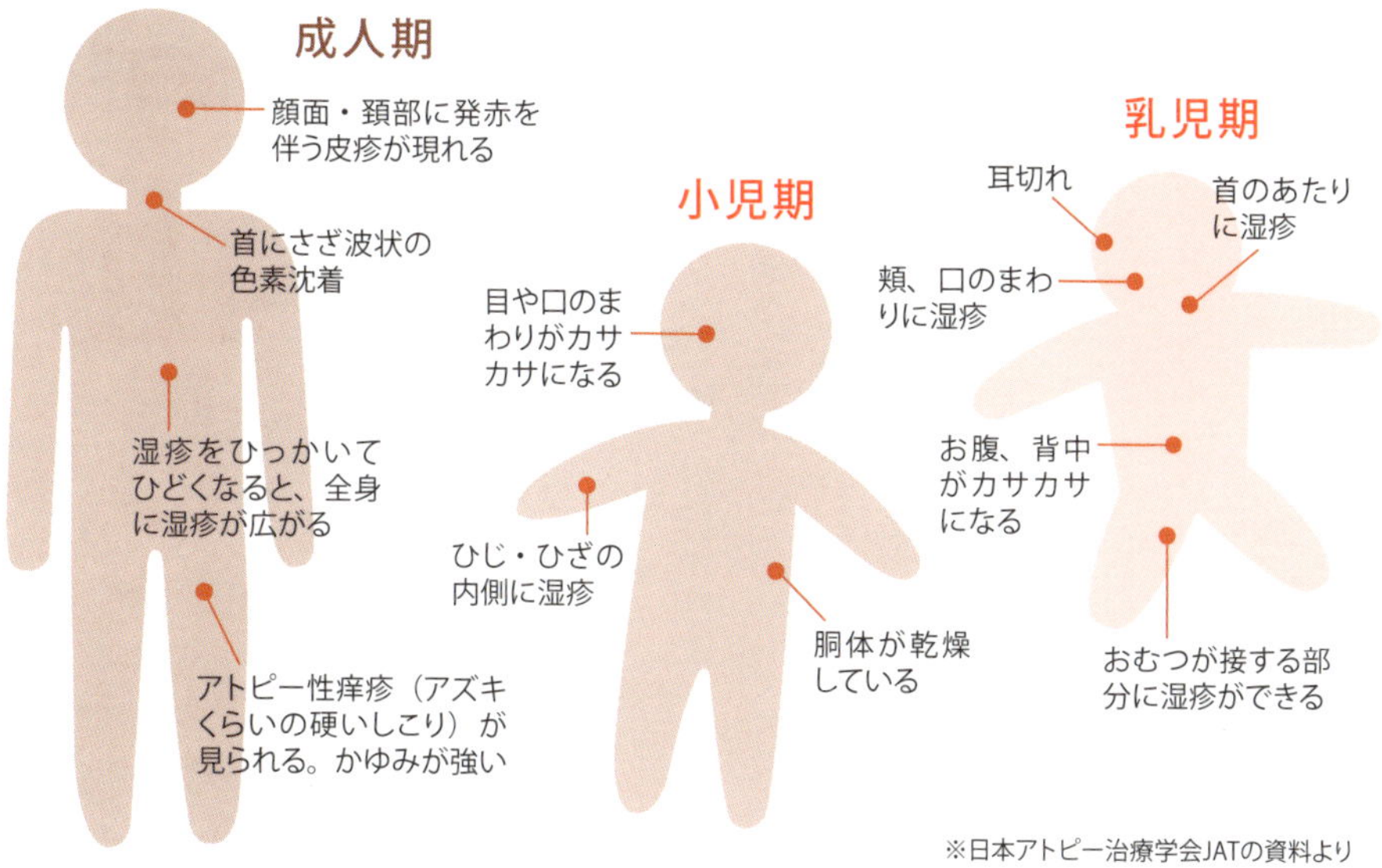

※日本アトピー治療学会JATの資料より

②食品添加物

その実態は化学物質であり、生理機能に悪影響をもたらす

人間に適した玄米・菜食をとる

歯の形からもわかるように、人間は本来、穀物や野菜などを主食としてきました。

自然医食療法では、そのようなからだに適した自然食を積極的にとり、それに反する、インスタント・レトルト食品、動物性たんぱく質を含む食品などはとりません。

おすすめの食材は以下のとおりです。

玄米……体質を根本から好転させる

ニンジン……皮膚を強くするカロテンが豊富。免疫力を向上

ピーマン……皮膚に活力を与えるビタミンA・Cが豊富

自然塩……消炎作用がある。基礎体力の向上に不可欠

＊＊＊＊＊

骨粗しょう症

加齢とともに出る病気

骨がスカスカになる高齢の女性に多い病気

骨粗しょう症とは、骨の組織がスカスカになり、骨折もしやすい状態のことをいいます。自覚症状がないため、骨折するまで気がつかないこともあります。

悪化すると転倒時についた手が簡単に折れてしまったり、背伸びをしただけで背骨の一部が圧迫されてつぶれたりすることがあります。

一般に高齢者に多いといわれますが、これは骨に含まれるカルシウムなどの成分が、年齢とともに減少していくためです。なかでも男性より女性に多いという傾向があります。

女性の場合、閉経によって女性ホルモンの分泌状態が大きく変化することで、カルシウムがより多く放出されるため、骨粗しょう症になりやすいということです。

牛乳を飲んでも改善されない

骨粗しょう症は、骨にカルシウムが不足した状態をいいます。そのためカルシウムを補給できる牛乳がよいとされていますが、これは大きな間違いです。自然医食療法では、次のように考えています。

欧米人に比べ、日本人のからだには牛乳に含まれる乳糖を分解する酵素が少ないので、牛乳をのむと腹の調子を崩すなど、むしろ体

骨量変化の推移

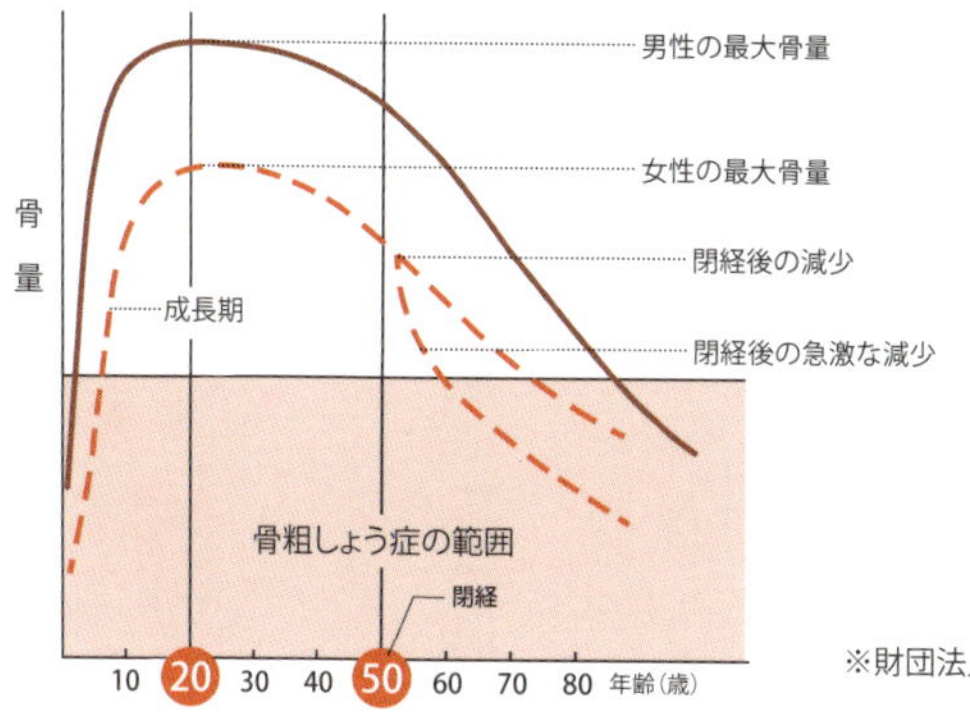

寝たきりになる原因

1位　脳卒中
2位　老衰
3位　骨粗しょう症

※財団法人骨粗鬆症財団の資料より

骨粗しょう症の主な症状

軽度の場合
- ○立ち上がるとき、背中が痛む
- ○重いものを持つと背中や腰が痛む
- ○背中や腰が曲がる
- ○身長が縮む

重度の場合
- ○腰などの痛みで寝込む
- ○背中の曲がりかたが悪化する
- ○転倒などで骨折する
- ○身長がさらに縮む

質の弱体化を招くことがあるのです。

また、市販されている牛乳は、高温殺菌処理の段階で、多くのカルシウムが失われています。

したがって、骨粗しょう症でカルシウムが必要であっても、牛乳では不十分ということです。

カルシウムが豊富な海の幸で改善

牛乳は肉や卵同様、動物性たんぱく質を含むので、胃腸に負担をかけ、血液を汚しますので避けてください。

骨粗しょう症を予防・改善する薬効食品として強くおすすめするのは、海の幸です。ワカメ、ヒジキ、干しエビ、イワシなどはカルシウムの含有量が高く、代謝もスムーズなので積極的にとってください。

サラダに加えたり、みそ汁に入れたりして毎日とりましょう。

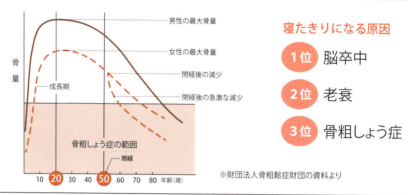

*****

更年期障害

加齢とともに出る病気

更年期障害の二つの原因

更年期障害は、閉経前後の女性に起こる体調の不良や、うつなどの精神面の症状を指します。根本的な原因は、性ホルモンの分泌不足と自律神経の失調です。

◉性ホルモンの分泌不足

卵巣からは女性特有の機能を維持するためのホルモンが分泌されています。加齢などの影響で卵巣機能が低下すると、ホルモン分泌機能の混乱が起きます。熱っぽさが続いたり、不安感が強くなったりします。

◉自律神経の失調

自律神経には、交感神経と副交感神経の二つの種類があり、これらの相互作用によって内臓などの機能が維持されています。

この自律神経のバランスが崩れることで、のぼせ、冷え、頭痛、肩こりなど、さまざまな障害が起こりやすくなるのです。

子宮筋腫にもなりやすい

子宮筋腫とは、子宮に腫瘍ができる病気です。更年期障害を患う時期に発症しやすい傾向があります。

月経過多、不正出血（生理以外での出血）を引き起こし、長引くことで出血多量による貧血に陥ることがあります。

筋腫が発育することで、胃の不快感や排尿、

更年期世代女性に見られる症状

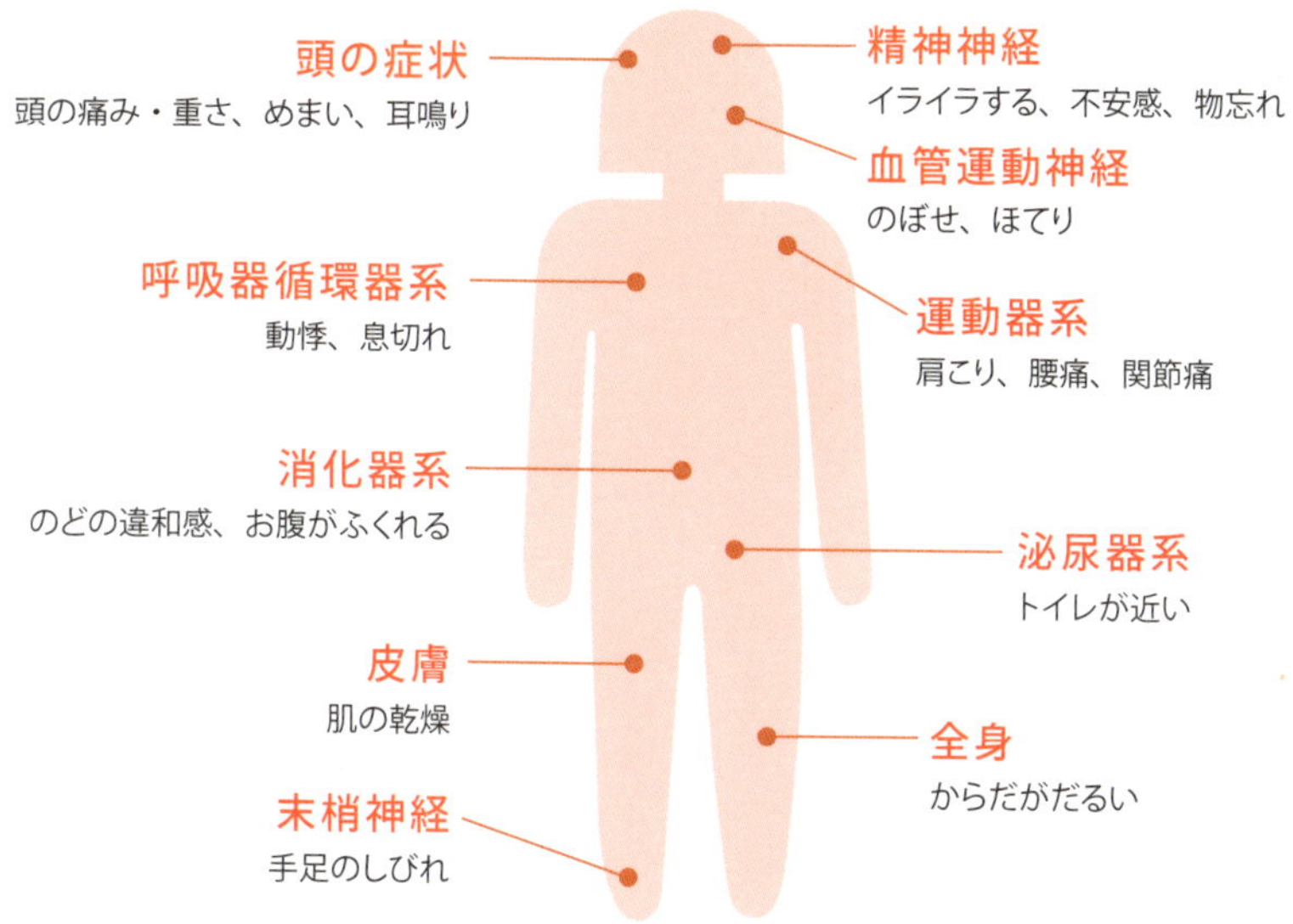

排便障害などになることもあります。極度に悪化すると代謝異常や体内での解毒作用の弱体化も起こります。

正しい食生活で根本的な改善をはかる

前述したことから更年期障害の原因は大きく分けて「生理機能の低下」と「代謝の異常」であるといえます。自然医食療法の正しい食生活の実施こそ、根本的な治療なのです。

改善のポイントは次のとおりです。

①朝食はとらず、少食にする

胃腸への負担を軽減することで、自律神経系のバランスを整える

②動物性たんぱく質をとらない

玄米・菜食中心の食生活に切り替え浄化をはかる

③脳、耳、目などの衰えを軽減する海藻類、からだの冷えを防止する根菜類も積極的にとる

認知症

加齢とともに出る病気

認知症には二つのタイプがある

認知症とは、脳の細胞が死んだり、働きが悪くなったためにさまざまな障害が起こり、生活するうえで支障が出て、それがおよそ6カ月以上続いている状態のことをいいます。

◉老人性の認知症

加齢などの影響で脳の細胞が失われていきます。知らず知らずのうちに発病します。アルツハイマー病もこのタイプに属します。

◉脳血管性の認知症

脳梗塞、脳出血などのために、脳の神経細胞に栄養が行きわたらなくなり、神経細胞が死んでしまいます。そして、神経の回路も壊れてしまって引き起こされる認知症です。

正しい食生活で改善できる

最近、文明諸国で激増している認知症の、有力な原因が判明しました。それは、人工油脂（例えばマーガリンやファットスプレッド、ショートニングなど）です。これらを用いると、和洋菓子、スイーツ類にふわふわ感やさくさく感をもたらします。

しかし、これらを土台にしたヒドロキシ・ノネナールが相当量含まれます。このヒドロキシ・ノネナールは脳組織に穴を開けるという弊害があります。

自然医食療法の考えかたでは、認知症の決

認知症の脳の状態

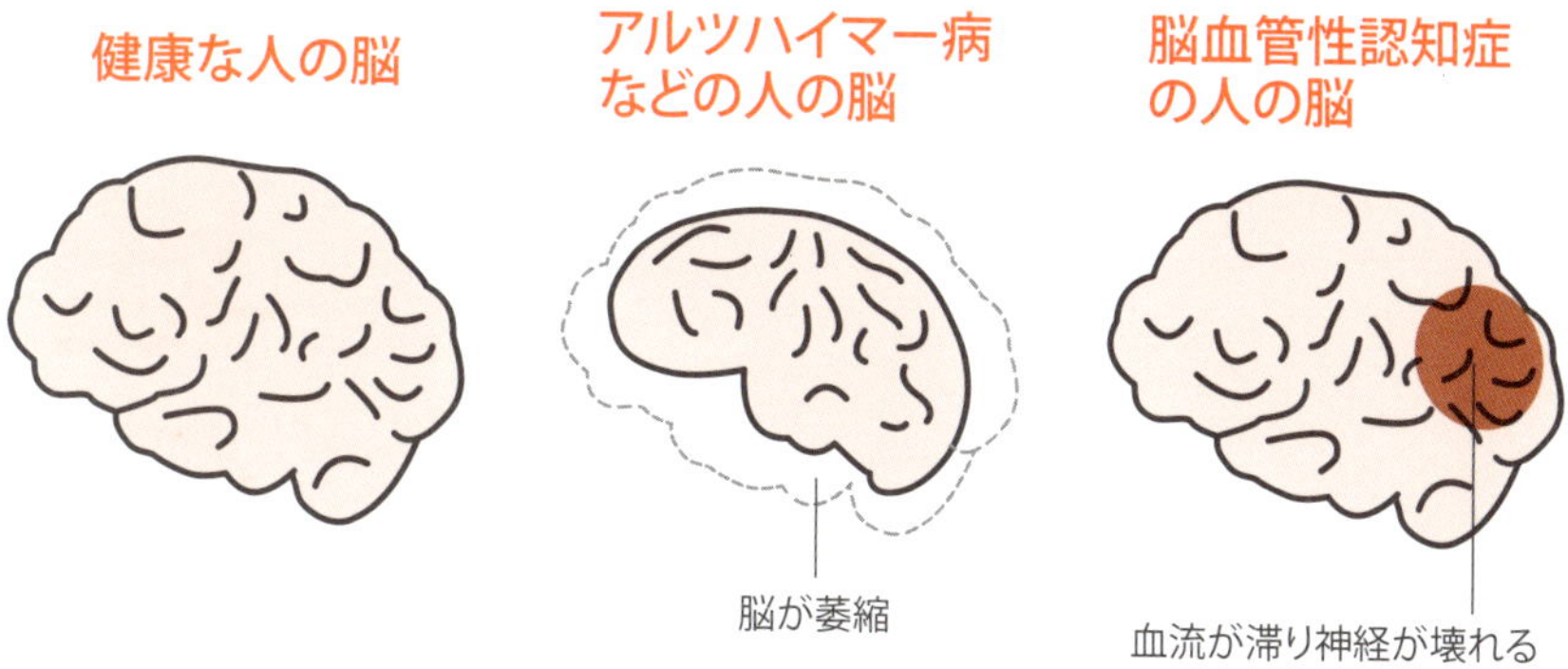

認知症の主な症状

中核障害
- ○記憶障害
- ○見当識障害（迷子など）
- ○理解・判断力の障害
- ○実行力障害　その他

周辺症状
- ○不安・焦燥　○うつ
- ○徘徊　○幻覚・妄想
- ○興奮・暴力　その他

定的原因は、化学薬剤の多用としています。睡眠剤などは、認知症の危険性を高めます。

認知症の治療は困難といわれています。日ごろからしっかりと予防しましょう。

第一に、玄米・菜食中心の正しい食生活によって、健康体を維持することが重要です。

第二に、病気や体調不良に対して、化学薬剤の使用を極力控えるべきです。

十分な咀嚼は脳の健康にいい

自然医食療法のポイントは次のとおりです。

◉食べかた

十分に咀嚼してください。副腎髄質からのアドレナリン分泌が促され、交感神経の働きが賦活され、精神状態に好影響を与えます。

◉食べる量

食べすぎには要注意です。大食→内臓疲労→睡眠障害→自律神経の失調、というように発展し、脳の働きを不安定にします。

男女別の症状・病気

＊＊＊＊＊

生理痛

月経と生理の仕組み

まずは妊娠、月経、生理痛の仕組みを説明します。

妊娠は、①卵子と精子によって受精卵ができる、②子宮内膜に着床する、③妊娠する、という流れになります。

このプロセスにおいて、子宮内膜は排卵後、受精卵を受け入れやすいよう、ホルモンによって増殖した状態となります。

しかし、子宮内膜に受精卵が着床しなかったときは、子宮内膜の準備態勢が必要なくなり、血液となって体外へ排出されます。これが月経出血（生理）です。この生理に伴って起こる病的症状が生理痛です。

腹が張る、ズキズキとした痛みがある、腰が重いなど、生理痛の症状は人によってさまざまです。

血液の異常と冷えが原因

自然医食療法の考えかたでは、生理痛には血液の状態が影響するものとしています。

血液が酸毒化している状態だと、性ホルモンの分泌作用に異変が生じ、生理不順や生理痛が起こりやすくなるのです。

また冷えも原因になります。

からだが冷えた状態のときは、下腹部の冷えが生じやすく、血行障害から痛みも出やす

生理痛チェックリスト

- □ 月経のとき、痛みがある。クスリが必要になることもある
- □ 生理痛がだんだんひどくなってきた
- □ 月経のとき以外にも腰痛や下腹部の痛みがある
- □ 排便・セックスのとき、痛みがある
- □ 市販の痛み止めでは効果がない
- □ 座り込むほどの痛みに襲われる
- □ 痛む時間が長く続く
- □ 頭痛、吐き気などを伴い、何もする気がなくなる
- □ 食欲が低下する
- □ 子どもはほしいが、妊娠しない

更年期は注意　40代半ばから50代半ばは、卵巣の働きが徐々に衰えます。ホルモンバランスが崩れ、更年期障害といわれるさまざまな不調、症状が現れます。婦人科系の病気も懸念されます。該当する項目が多かった人は、要注意です。

くなるのです。

血液を正常な状態に保ち、冷えを克服することが大切なのです。

自然医食療法で生理痛を緩和する

前述したように、生理痛は血液を正常に保ち、冷えを克服することで、緩和できると考えます。

自然医食療法でおすすめしている予防と改善のポイントは次のとおりとなります。

毎月、生理のたびに憂うつになる、最近症状が悪化してきた、という女性はぜひ実践してみてください。

①生理痛があるときはゴマ塩を入れた番茶を飲む。炎症を軽減する

②寝る前に下腹部と腰部を温める温熱療法を行う

③ニンジン、ゴボウといった根菜類の加熱料理をとる。腸を温め、血行が促される

不妊症

避妊をせず2年以上妊娠がない状態

避妊をせずに性交渉を行っていても、2年以上妊娠しない場合に、不妊症と診断されます。男性が原因の場合と女性が原因の場合があります。

◉男性が原因の場合

無精子症や精子減少症が主な原因です。近年はED（勃起不全）なども多いという傾向にあります。

◉女性が原因の場合

子宮頸部の障害、子宮発育不全や子宮内膜症などの子宮の障害、ホルモン分泌の異常などが考えられます。

食生活を改めれば不妊症は改善する

自然医食療法では、生殖器や生殖機能の欠損があるケースを除いて、妊娠・出産できる年齢の女性なら、体質を改善することによって不妊症を解消できる、としています。

そもそも、子宮内膜症など妊娠阻害要因の背景には誤った食生活があるからです。

正しい食生活に切り替えることで体質が改善され、血液を浄化する結果として不妊が解消される、ということです。

浄血作用と生殖機能を高める薬効食品

正しい食生活のポイントとしては、次のと

不妊症に関係する病気の患者数推移

卵管炎および卵巣炎

年次	推計患者数		
	総数	入院	外来
平成14年	900人	100人	800人
平成17年	600人	100人	500人
平成20年	500人	100人	400人

子宮内膜症

年次	推計患者数		
	総数	入院	外来
平成14年	3,800人	400人	3,400人
平成17年	3,500人	300人	3,200人
平成20年	4,100人	300人	3,700人

子宮頚（部）の炎症性疾患

年次	推計患者数		
	総数	入院	外来
平成14年	3,000人	0	3,000人
平成17年	2,100人	0	2,100人
平成20年	2,300人	0	2,300人

男性不妊（症）

年次	推計患者数		
	総数	入院	外来
平成14年	600人	0	500人
平成17年	400人	0	400人
平成20年	900人	0	900人

※厚生労働省の資料より（数値は単位未満四捨五入しているため、内訳の合計が合わない場合があります）

おりです。

日頃から積極的にとることによって不妊症の解消につながります。

①白砂糖食品、コーヒー、インスタント食品、加工食品を控える

これらは性欲の弱体化要因

②玄米・菜食中心の食生活に切り替える

そのほか副食には海藻や小魚介類がよい

③生殖機能への薬効食品をとる

性ホルモンの分泌を促す芽キャベツ・セロリや血液循環を促すナッツ類がおすすめ。また、保湿・体質陽性化効果のある、朝鮮ニンジンサプリなどもよい

自然医食療法で生殖機能の向上と体質改善をしていきましょう。

妊娠したらスタミナをつけるべき、などという人もいますが、肉や卵などの動物性たんぱく質を含む食品を避けてください。子どもの能力を弱体化する危険性があるからです。

男女別の症状・病気

前立腺障害

＊＊＊＊＊

排尿と生殖に重要な臓器

前立腺とは、男性の膀胱のすぐ下にあり、尿道を包み込むように存在します。

前立腺液を分泌する、精子に栄養を与えるなど、生殖機能においては重要な臓器で、排尿の調節にも深く関わっています。

一般には50代を過ぎたあたりから肥大化がはじまります。

80代では80％の男性が前立腺肥大症になるともいわれています。

排尿の障害が肥大度合いの目安

50歳前後から、衰えていく生体機能に対して、生殖能力を維持しようとします。その結果として、肥大化が起こります。

このため尿道が圧迫され、排尿に影響が出やすくなるのです。

通常、次のように症状が進行します。

◉第一期

排尿回数が多くなります（頻尿・夜間頻尿）。

◉第二期

腹に力を入れないと尿が出ないようになり、排尿後も残尿感があります。

◉第三期

膀胱の収縮力が低下し、排尿が困難になります。

閉尿の危険性もあります。

前立腺肥大の状態（タイプ分け）

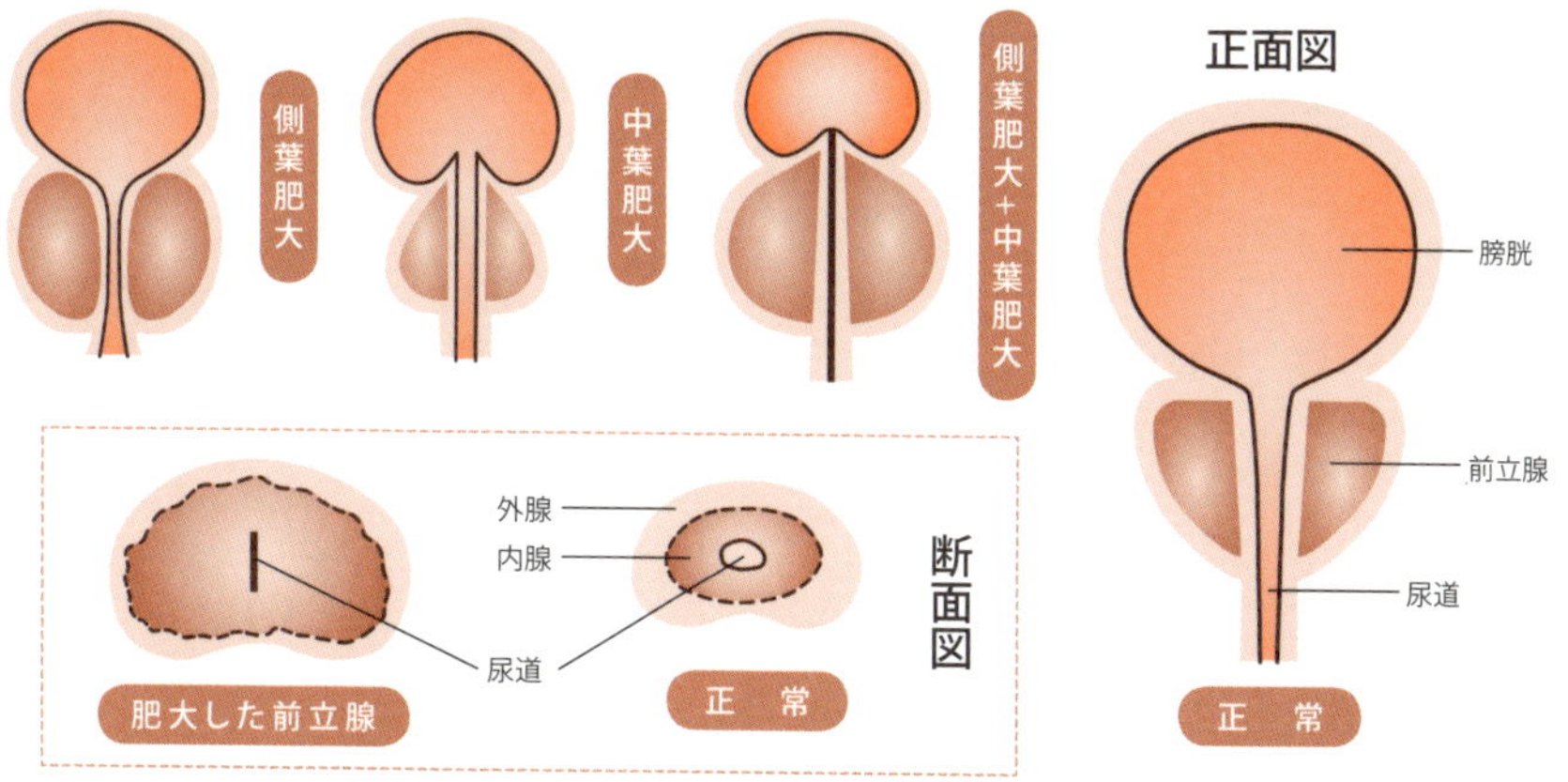

50歳前後から肥大がはじまる傾向にあります。80代でおよそ80%の人が前立腺肥大になるといわれています。

男性更年期障害を予防・改善する

前立腺肥大症は、「男性の更年期障害」といわれます。

自然医食療法の改善ポイントを紹介します。日々実践して、加齢による変化に強いからだをつくりましょう。

①誤った食生活を避ける

肉、牛乳、卵などの動物性たんぱく質を含む食品をとらない（血液を汚し、ホルモンバランスを崩す）。化学薬剤も使わない

②正しい食生活に切り替える

玄米・菜食を中心に、胚芽・葉緑素・酵素のサプリを補給する。日ごろから薬草茶を飲む（エゾウコギ茶、ビワ葉茶など）

③前立腺の薬効食品をとる

組織代謝を健全化するナッツ類（松の実やカボチャの種など）、肥大を抑えるノコギリヤシ、そのほか花粉エキスもよい

*****

風邪

ちょっとした体調不良

ワクチンの効果に期待しすぎ

風邪というのは、上気道（咽頭・気管支など）の粘膜に炎症が起こっている状態を指しています。

そうした炎症を引き起こす原因が「ウイルス」あるいは「細菌」にあるとするのが一般的です。

ウイルスや細菌もさまざまなので、風邪を起こす原因は何か、どのワクチンにするべきなのか、その都度考えることになります。

しかし、ワクチンを使っても効果がない、さらにはワクチンによって健康トラブルが起こることがあります。

風邪の原因は腸内環境の悪さ

自然医食療法の考えかたでは、風邪の元凶はウイルスや細菌ではなく、「腸内環境の悪さ」としています。

そもそも、人間の腸内には無数の微生物がいて、乳酸菌などの有益な菌が活発に働き、腸内環境を保っています。腸内環境が悪化すると、そのバランスが崩れ、病的なバクテリアが増殖し、それらがウイルスとなるのです。このウイルスが血流にのって全身に巡っていきます。上気道（咽頭・気管支など）が弱まっている場合は、そこで炎症を起こし、結果として風邪をひく、という考えかたです。

風邪を予防・改善する工夫

ニンニク湯

からだを温め、スタミナ補給にも効果的。〈つくりかた〉①ニンニクとゴボウをすりおろし、みそを加える、②器に移して熱湯を注ぐ

ショウガ酒

血液の循環をよくし、からだを温め、発汗させる。〈つくりかた〉温めたお酒のなかにすりおろしたショウガを入れる

薬草茶の常用

腸の機能を整え、血液の浄化作用もある。クコ、甘草、ヨモギ茶などの薬草茶がおすすめ。抵抗力を高める効果もある

皮膚を鍛錬する

皮膚の鍛錬で、基礎体力が増強され、からだの抵抗力が上がる。乾布摩擦や日光浴などがおすすめ

ダイコンのはちみつ漬け

のどの痛みや咳止めなどに効果的。〈つくりかた〉①ダイコンを小さく切る（2～4㎝ほど）、②ダイコンを容器に入れ、はちみつをかける、③ふたをして半日程度置いておく。大根エキスが出てくるので、それを飲む

呼吸器系を強くする食品と調理法

風邪の正体がわかれば、対策も決まります。自然医食療法での根本的な治療は食生活を正し、腸内環境を健全化することです。

まず肉、牛乳、卵などの動物性たんぱく質を含む食品は、腸内で病的なウイルスを生み出す原因ですから、避けてください。

加えて、腸の消化機能を弱らせる白砂糖、白米もよくありません。

玄米・菜食中心の食生活に加え、次の薬効食品を積極的に利用すれば、より効果的です。

梅醤番茶……抵抗力を高める効果が期待できる。湯飲みに梅干しをほぐして入れ、番茶を注ぐ。しょうゆを2～3滴落とす

干しアンズ……呼吸器系に効果的。干しアンズをはちみつで煮る

レンコン……呼吸器系を強くする薬効食品。すりおろして飲む

＊＊＊＊＊

冷え症

ちょっとした体調不良

病気ではないが甘く見てはいけない

「寒い季節でもないのに手足が冷える」「ベッドに入っても足だけ冷たい」というように、冷え症は部分的に「冷え」を感じる症状をいいます。冷え症は、肩こり、腰痛、肌荒れ、慢性的な血行障害など、さまざまなトラブルにつながります。

また、貧血、糖尿病、肝炎などの症状であることもあるので、注意する必要があります。

原因は体内にとどまっている水

臓器の働きにとって、水は必要不可欠なものですが、組織に停滞してしまった水は、冷え症のもとになります。

水は本来の性質に従い、気温に同調します。つまり、気温が下がれば温度が下がり、それによってからだを冷やしてしまうのです。

余分な水が体内に停滞してしまう原因は、水分のとりすぎです。さらに塩分の不足や、消化機能の減退なども原因です。

自然医食療法ではこのような考えかたから、まずは「適塩・適水」で陽性体質に改善することをおすすめしています。

冷え症を改善するポイント

自然医食療法のなかでは、冷え症を改善するために次のポイントを重視します。日ごろ

冷え症チェックリスト

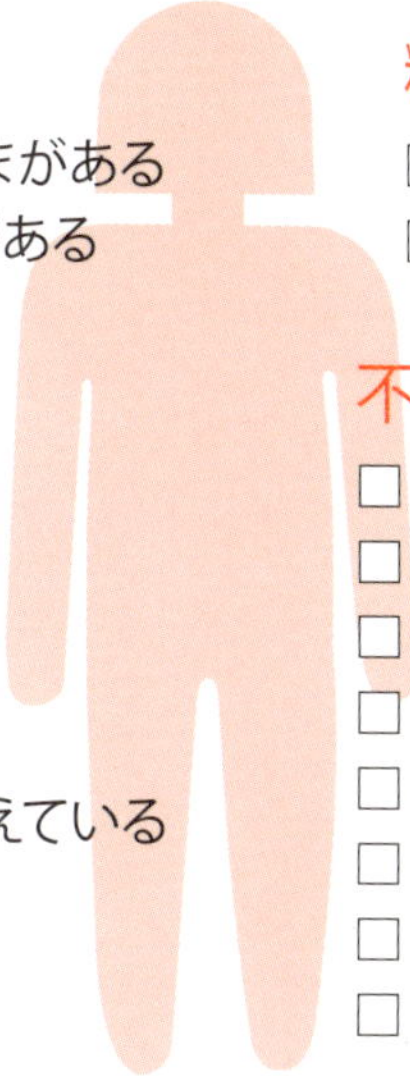

肌

- □ いつも目の下にくまがある
- □ 肌のくすみ、荒れがある

精神

- □ すぐにイライラする
- □ 憂うつになる、元気が出ない

睡眠

- □ なかなか寝つけない
- □ いつもめざめが悪い

不調

- □ 肩こり、腰痛、頭痛がよくある
- □ 生理痛や生理前の不快感がある
- □ 便秘や下痢をしがち
- □ 胃もたれが多い
- □ むくみ、しびれがある
- □ 上半身に汗をかきやすい
- □ 少しの運動で息切れする
- □ 夏でもあまり汗をかかない

体温と血圧

- □ 手足がいつも冷えている
- □ 36度以下が平熱
- □ 低血圧

から注意を怠らず、体質を改善しましょう。

①甘いものを避ける

精白食品、特に白砂糖・白砂糖製品、甘いお菓子やチョコレート、ケーキなどは避ける。寒さに対する抵抗力を弱める危険性がある

②水分をとりすぎない

飲料はもちろん、果物などの多食はからだを冷やすもとになる

③減塩ではなく適塩に

塩に含まれるナトリウムには各細胞を引き締める働きがあり、冷え症にも効果的

④背骨、下腹への温熱療法を行う

⑤発汗作用があるショウガ、トウガラシなどをとる

薬味や調味料として使う

⑥皮膚を鍛える

内臓の強化につながる。ウオーキングなどで汗を流し、血行をよくする

＊＊＊＊＊

むくみ

ちょっとした体調不良

治療以前に病気の見極めが大切です。

原因は体内の余計な水分

自然医食療法の考えかたでは、むくみは体内に余計な水分がたまっている状態が原因としています。水分の排泄が順調にいかないと、老廃物や毒素なども体内にとどまり、さまざまな病気・障害のもとになるわけです。

したがって、排尿をスムーズにして、老廃物や毒素の体外排出が促されれば、改善へ向かうということです。

自然医食療法では、利尿作用を持つ薬草（ニワトコ、トウモロコシの毛などの煎汁）をおすすめしています。

慢性病の症状なら軽く見てはいけない

特に病気などがなかったとしても、夕方に足がむくみ、翌朝には引いていることがあります。これは、重力の関係で、血液や体液が下方にたまることで起こる、自然的なものです。特別心配する必要はないでしょう。

しかし、なんらかの病気の症状としてむくむケースは、甘く見てはいけません。代表的なものとしては、腎臓、肝臓、内分泌系の異常が原因で起こることがあります。

休息をとっても治らない、慢性的になっている、といった場合は、専門医に相談する必要があります。

むくみの原因

1. 運動不足、ふくらはぎの筋力の低下
2. 座りっぱなしの仕事によるリンパ管や血管の圧迫
3. 立ちっぱなしの仕事による足腰、関節などへの負担
4. 骨盤や関節の歪み
5. アルコールの過剰摂取
6. 腎臓病、肝臓病などを患っている

正しい食生活でむくみを予防・改善

摂取したい食品

○玄米・菜食に切り替える
⇨ **整腸・浄血効果**
○梅干しを常食とする ⇨ **整腸効果**
○ゴマ、ココナッツ ⇨ **引き締め効果**
○アズキ ⇨ **むくみを軽減**

控えたい食品

○動物性たんぱく質を含む食品
⇨ **腸に負担がかかる**
○白米などの精白食品 ⇨ **血液を汚す**

代謝を助ける四つのおすすめ食材

自然医食療法で考える、むくみを起こさない食生活を紹介しますので、実践してください。正しい食生活によって整腸・浄血が進めば排泄機能も行われ、むくみを解消できる、ということです。ここでは四つのおすすめの薬効食材を紹介します。積極的にとり、むくみを改善していきましょう。

玄米……玄米に含まれる胚芽は、代謝活動を盛んにする

ゴマ・木の実……水分を追い出す作用がある

自然塩……ミネラルたっぷりの塩分は、胃腸の働きを促進する。水分の代謝活動を整える

アズキ……アズキに含まれるビタミンB群は炭水化物の代謝に有効で足のむくみに効果的

＊＊＊＊＊

肩こり

ちょっとした体調不良

自然医食療法の考えかたでは、病気や不調の原因は血液の汚れにあるとしています。血液の浄化を行うことで、より根本的な肩こり解消が行えるのです。血液を浄化するための食生活のポイントは次のとおりです。慢性的な肩こりに悩む人は、実践してみましょう。

①胚芽をとる

特に玄米に含まれる胚芽には、血中コレステロールを低下し、動脈硬化を予防して血流をよくする成分が多く含まれている

②葉緑素をとる

ホウレンソウ、コマツナなど葉緑素が豊富な食材を積極的にとる。葉緑素には造血・

一般的には血流の悪さが原因

原因は、長時間のデスクワークや運動不足をはじめ、姿勢の悪さや精神的なストレスなど多岐にわたります。原因は異なっていても結果としては血行が悪くなることで、肩や首の回りがこり固まってしまうのです。

肩こりに関係する筋肉はいろいろありますが、首の後ろから肩と背中にかけて広がる僧帽筋という幅広い筋肉がその中心になります。

この僧帽筋の血流をよくし、肩甲骨を開くことで軽減するといわれます。

血液の浄化こそ根本的な治療

肩こりの予防・改善法

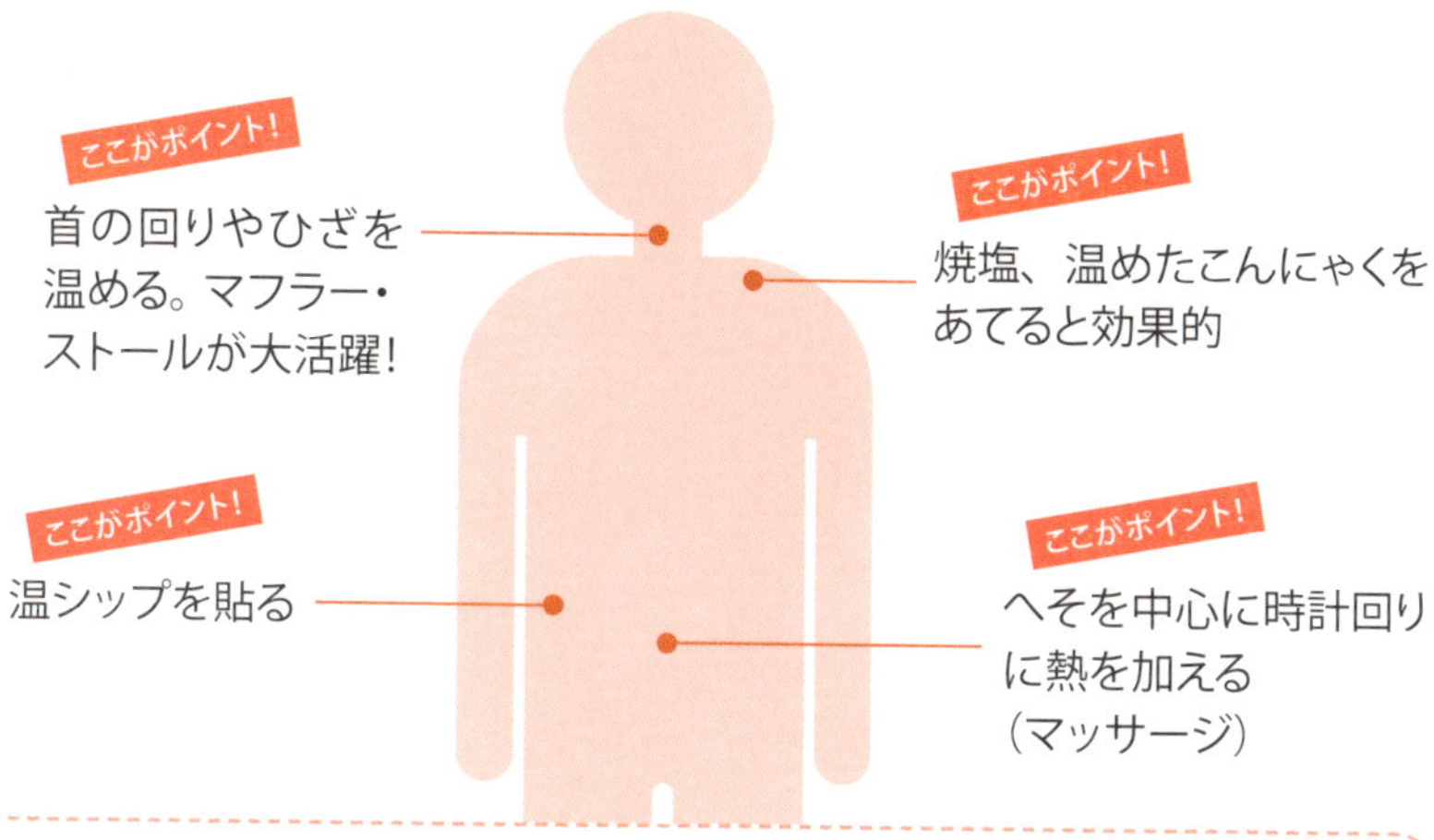
ここがポイント！
首の回りやひざを温める。マフラー・ストールが大活躍！
ここがポイント！
焼塩、温めたこんにゃくをあてると効果的
ここがポイント！
温シップを貼る
ここがポイント！
へそを中心に時計回りに熱を加える（マッサージ）

温熱治療法で、肩こりを予防・改善しましょう！

浄血効果がある

③酵素をとる

腸内環境をよくすることによって、血液の浄化を促す。みそ、しょうゆ、納豆などの発酵食品を積極的にとる

温熱療法が非常におすすめ

前述したように血液の浄化を促す食生活が根本治療となります。これに加え、自然医食療法では、「骨を温める」という温熱治療法も強くおすすめしています。

①背中の骨に添って上下に温める、②腰回りは左右に温める、③腹部はへそを中心に時計回りに熱を加える、という順序でからだ全体を温めるものです。その際、温シップや焼塩、お湯などで温めたこんにゃくを用いるとよりいっそう温まります。

家庭で実践してみてください。生活習慣にとり入れ、肩こりを改善しましょう。

＊＊＊＊＊

腰痛

二つの原因の見極めが大切

腰に痛みがあるときは、大きく分けて二つのケースが考えられます。背骨や筋肉になんらかのトラブルがある場合と、内臓に病気がある場合です。いずれの場合も、その背景にある病気はさまざまです。

◉背骨や筋肉などが原因

椎間板ヘルニア、骨折、腰部筋肉の炎症、腰部打撲などが考えられます。

◉内臓の病気が原因

胃腸、膵臓、肝臓疾患などが代表的です。

女性の場合は、子宮筋腫、子宮内膜症の可能性もあります。

どちらのケースなのか、どの病気が原因なのかを見極めたうえで治療にあたることが重要です。

どちらのケースも血液の汚れが原因

自然医食療法の考えかたでは、どちらのケースであっても、腰痛そのものを根治するためには、食事内容の改善が重要としています。腸などの内臓の病気も、骨の老化や筋肉などの炎症も、誤った食生活が元凶だからです。

肉、卵、牛乳などの動物性たんぱく質を含む食品をとると、胃腸でスムーズに消化吸収されません。腸内で発酵して老廃物や毒素を生み出し、それが血液を汚します。

日常生活で注意すべきこと

ここに注意！　ふだんの姿勢

正しい姿勢をいつも意識することが大切。同じ姿勢をとり続けることも大きな負担になるので、ときには立ち上がり、変化をつける

ここに注意！　肥満は危険

体重が重くなると腰へも負担がかかる。動物性たんぱく質を含む食品を避け、玄米・菜食中心の食生活に切り替えるべき

ここに注意！　重いものを持つとき

近くに引き寄せて、ひざを使ってゆっくり持ち上げる。移動の際は、カートを利用すべき

ここに注意！　寝るときの姿勢

柔らかすぎるベッド、マットレスには注意。寝ている間の不自然な体勢が腰に悪影響を及ぼす

日ごろから足腰を大いに使いましょう。ウオーキングや簡単なストレッチなどがおすすめです。

汚れた血液が全身へ巡り、内臓の病気を引き起こし、骨や筋肉などを弱らせる、というわけです。白米・白砂糖などの精白食品も骨や筋肉を弱体化させてしまいます。

食生活の改善が根本的な治療になる

自然医食療法でおすすめしているのは、玄米・菜食中心の食生活です。特に玄米に含まれる胚芽は、赤血球をつくるとともに血中コレステロールを低下して、血液の浄化を促進できます。

野菜では、強肝作用があるといわれる朝鮮ニンジンや腸の働きを整えるゴボウ、レンコンなどの根菜類がおすすめです。

そのほか、食生活以外での腰痛の改善法は次のとおりです。日々、心がけてください。

①適度な運動で、足腰を鍛錬する
②姿勢に悪いマットレスなどは避ける
③正しい姿勢を意識する

ちょっとした体調不良

頭痛

さまざまな原因で頭痛になる

頭痛には大きく分けて二つのタイプがあります。

◉一時性頭痛

明らかな疾患のない頭痛です。頭部の血管の拡張や、炎症によって起こる片頭痛、ストレスや筋肉のこりなどによる緊張型頭痛などがあります。

◉二次性頭痛

なんらかの疾患があることで起こる頭痛です。脳出血、脳腫瘍などの症状として痛みが現れるケースなどです。外傷による頭痛もこれに含まれます。

頭痛薬の常用は危険がある

自然医食療法の考えかたでは、クスリは根本的な治療にならないとしています。頭痛薬は、からだの機能をマヒさせて痛みを一時的に抑えているだけです。頭痛の原因となる病気や障害の解消にはならないと考えます。

また、化学薬剤の常用は、胃腸を弱らせる原因にもなり頭痛を慢性化させる危険もあるのです。肝臓・腎臓の機能減退にもつながる可能性があるのです。

自然医食療法における頭痛の対処は、人間のからだに適した自然な方法です。クスリを使う場合でも、葉緑素サプリや漢方薬、梅干

頭痛とさまざまな病気の疑い

主な症状		疑いのある病気
ピリピリッとくる電気的な痛み	▶	三叉神経痛の疑い（皮膚科）
頭の片側がズキンズキンとする	▶	片頭痛の疑い（内科）
めまい、吐き気、嘔吐、手足のまひを伴う	▶	脳卒中の疑い（脳外科）
めまい、吐き気、目の疲れ・痛みなどを伴う	▶	緑内障の疑い（眼科）
首すじや肩がこり、頭を締めつけられるような痛みがある	▶	精神的なストレスの疑い（心療内科）
高熱がある、耳や鼻に慢性的な病気がある	▶	脳腫瘍の疑い（内科）
側頭部が痛み、耳鳴りやめまいなどを伴う	▶	急性中耳炎の疑い（耳鼻咽喉科）
頭をぶつけた、ケガをした	▶	頭部外傷の後遺症（脳神経外科）

しなどを用いるようにしています。

体質の改善が根本治療

自然医食療法の考えかたでは、頭痛を根本から解消するには、整腸・浄血が不可欠としています。腸内環境を改善することで、毒素の発生を防ぎ、良質の血液がつくられます。その正常な血液を全身の組織細胞に行きわたらせることで、体質が改善されるのです。

内臓の病気、自律神経の失調などの障害が解消され、頭痛も改善されるということです。

そのためにも、血液を汚し、体質を弱らせる食べ物は避けましょう。白米・白砂糖、肉、牛乳、卵などは避けてください。

そして玄米・菜食中心の食生活に切り替えましょう。ミネラル食品である海藻類や小魚介類なども積極的にとってください。解毒効果を高めるために、薬草茶（エゾウコギ茶など）も強くおすすめします。

＊＊＊＊＊

便秘

ちょっとした体調不良

便秘体質は慢性病体質

自然医食療法の考えかたでは、健康づくりの決め手は、腸内環境を整えて血液をきれいに保つこととしています。したがって、腸内で毒素・ガスを大量に発生させ、血液を汚す便秘は健康を崩す元凶と捉えています。

次のような弊害が考えられますので、注意してください。

◉消化器系のトラブルを起こす

胃の不調感、食欲不振、口臭など。便秘によって生じる酸毒物質が、自律神経系の混乱を招きます。

◉肌が汚くなる

肌の荒れ・たるみ、吹出物、シミなど。皮膚組織に老廃物が蓄積し、老化を促進する場合があります。

◉慢性病を引き起こす

動脈硬化、肝炎、狭心症など。毒素が全身を巡っていき、抵抗の弱い組織に炎症を起こすことがあります。そのほかにも日常的な不快感や神経衰弱（イライラ、ノイローゼ）などの原因となります。

自律神経系の失調が原因

大腸の働きは、自律神経系が支配していて、働きを促進するのは交感神経、ブレーキをかけるのは副交感神経の役割になっています。

便秘とさまざまな病気の疑い

主な症状		疑いのある病気
不安や心配事などのストレスがある	▶	けいれん性の便秘の疑い（内科・消化器科）
急に便秘になった腹痛を伴い、熱もある	▶	慢性腸炎などの腸の病気や、肝臓・膵臓の病気の可能性もある（内科）
強い腹痛と吐き気 吐いたものから便臭がある	▶	腸閉塞の疑い（内科・消化器科）
常に寒気がする。すぐ疲れる。 顔がはれぼったい	▶	甲状腺機能低下症の疑い（内科・内分泌科）

加齢によって腸の運動が低下し、便秘しやすくなる傾向があります。
食生活を改めるとともに、軽めの運動を心がけてください。

また便秘には「緊張タイプ」「弛緩タイプ」という2タイプの慢性便秘症があります。

いずれの場合も、便秘の根本原因は、大腸機能と、自律神経系であることがわかります。

したがって、これらの働きを狂わせる食品の多食・常食を避け、正しい食生活に切り替えることが不可欠です。

下剤の常用は控える自然医食で大腸を改善

まず、大腸の機能を低下させる原因となる下剤への依存は控えましょう。また生薬・漢方系の下剤は、常用するとからだが慣れて、効果がなくなることがあります。自然医食療法の改善ポイントは、次のとおりです。

①玄米・菜食をとる

発酵食品、海藻、小魚介類もよい

②胚芽・葉緑素・酵素のサプリを補給

③便秘の薬効食品を活用する

麻の実油、ハブソウ茶、ネギ類、ゴボウ

＊＊＊＊＊

下痢

ちょっとした体調不良

注意すべき下痢の症状

一般に下痢とは、便に含まれる水量が増し、泥状もしくは水様になった状態のことを指します。

一過性の下痢ならば、心配はいりません。腸内に侵入した毒素などを排除するための反応なので、出し切ってください。

しかし、次のような場合には要注意です。

①海外旅行中もしくは帰国後に症状が出たとき

国内には存在しない強力なウイルスや細菌に感染する場合もあるため

②難病の一症状として下痢になったとき

③発熱を伴った下痢のとき

④長期間下痢が続き、体重が減ったり、強い腹痛があったりするとき

⑤下痢に血が混じっているとき

なんらかの病気のシグナル

慢性的に下痢が続く場合は、次のような病気が考えられます。

◉過敏性腸症候群

日々のストレスなど心理的な要因で下痢の症状が続きます。慢性的な下痢では最も多いという傾向があります。

◉吸収不良症候群

摂取した食べ物の栄養分が、消化管からと

正しい下痢の対処法

下痢のときはクスリを飲んで止める ×

▼

クスリは飲まない、出し切ること! ○

▼

下痢は、悪いものが体内にあり、それを出す作用。止めずに出し切る	クスリは一時的に症状を和らげるだけ。根本的な改善といえない	クスリに頼ることで、人間を弱らせる。免疫力の低下にも関わる

正しい対処法　まず腹部を温めます。腹部を時計回りにマッサージしたり、温シップしたりするなど、しっかり温めましょう。

り込めなくなる症状の総称です。主な症状に下痢があります。

◉潰瘍性大腸炎

大腸に潰瘍ができる炎症性の病気です。発症の主な初期症状が下痢です。

クスリで止めてはいけない

下痢とは本来、からだのなかの悪いものを出す作用です。慢性的ではない下痢や、激しい症状を伴わない下痢の場合は、基本的にはクスリでとめる必要はありません。

自然に止まるまで出し切るべきなのです。すぐにクスリに頼るのは、胃腸の負担となるのでおすすめできません。

症状がつらいときは、まず温熱療法を用いてください。

①腹の周辺を時計回りにマッサージをする
②腹の回りに温シップなどを貼る
③フルーツの多食、冷たい飲料などは避ける

＊＊＊＊＊

花粉症

ちょっとした体調不良

アレルギー体質を改善するための食材

アレルギー体質を原因とする体調不良や病気は多岐にわたります。なかでも特に、花粉症は年々増加傾向ともいわれています。この背景には、現代人の体質の変化があると、自然医食療法では捉えています。正しい食生活を実践し、体質を根本から改善することが不可欠なのです。

まず、動物性たんぱく質を含む食品は、からだ（人体生理）に悪影響を与えるので、極力避けましょう。特に牛乳と卵は、アレルギー反応を起こしやすいので要注意です。

そして玄米・菜食中心の自然医食に切り替え、次のような薬効食品も積極的にとるようにしてください。

ネギ類……タマネギ、ニンニク、ニラなど。過敏体質の解消に有効で、アレルギー反応を鎮める

海藻類……アレルギー体質を改善し、粘膜の抵抗力を高める

青野菜……消炎作用があり、アレルギー症状を軽減する

自然医食療法のアレルギーの解消法

アレルギー症状は日々の生活や仕事に支障が出ることもあるので、つい即効性のあるクスリに頼りがちです。しかし、自然医食療法

症状を軽減する三つの工夫

服装	食事	入浴
目が細かく花粉がつきにくい服を着る。外から帰ったとき、花粉を払って家に入る	動物性たんぱく質を含む食品は食べない。玄米・菜食中心の食生活にする	入浴して、冷水を浴びる。これを繰り返すことで肌が強くなる。アレルギー体質にも効果的

花粉症の原因となる主な植物の開花時期

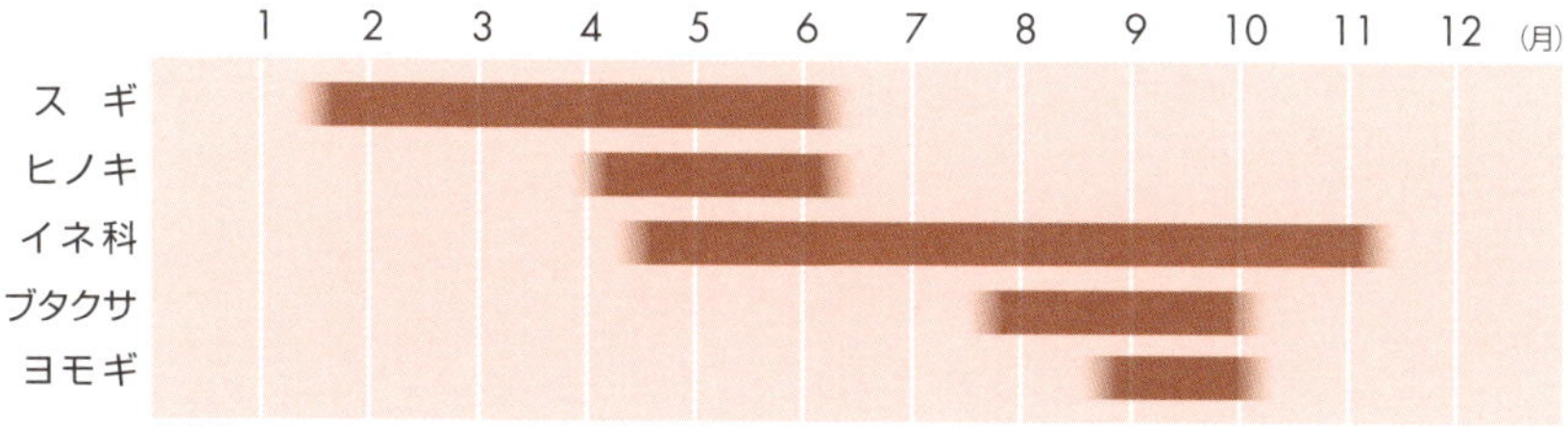

のなかでは、化学薬剤は血液を汚すもとになり、体質を悪化させる原因になると考えられています。クスリに依存しすぎると、徐々に効果が薄れ、過剰摂取のもとにもなり、さらに体質が悪化するという、悪循環にも陥ります。次のような自然な方法を実践し、からだに負担をかけず症状を和らげましょう。

①鼻腔洗浄

塩を入れた番茶（塩は番茶の1％）を鼻から吸い込んで、口から出す

②ツボ摩擦

鼻の両側、目頭の下から口角のうえにかけて、指の先を使いマッサージ

③レンコン汁

皮ごとすりおろして、その汁を飲む。これは点鼻薬としても効果的

④皮膚を鍛える

鼻も、目も、皮膚と連続している。したがって皮膚の鍛錬が、粘膜を強化する

自然医食療法のおすすめ食材

麻の実油
抗酸化作用が強大。必須脂肪酸（オメガ3）、亜鉛も豊富。
★この症状に効く：ガン

アシタバ
浄血効果が著しい。強心作用、代謝促進作用なども特徴。
★この症状に効く：肥満・不整脈

アズキ
利尿作用や排泄促進作用が特徴。浄血作用もある。
★この症状に効く：腎臓障害・更年期障害・認知症・むくみ・便秘

アンズ
呼吸器系のトラブルなどに有効とされている。風邪をひきやすい人にいい。
★この症状に効く：風邪

イワシ
カルシウム補給に。ＥＰＡやＤＨＡも豊富。
★この症状に効く：骨粗しょう症

ウニ
ホルモンの分泌作用を整える働きがある。
★この症状に効く：生理痛

梅干し
塩分は適量とるとよい。からだの引き締め効果、老廃物の排出促進。
★この症状に効く：肥満・不妊症・むくみ・頭痛

エビ
スタミナアップに役立つ。また干しエビは非常にカルシウムが豊富。
★この症状に効く：骨粗しょう症・不妊症

カブ
温性の食品として知られる。消化の促進、整腸効果がある。
★この症状に効く：花粉症

カボチャ
繊維が多く、排便などを促す。また高血糖を改善する。
★この症状に効く：糖尿病・アトピー性皮膚炎・むくみ

クリ
足腰のだるさや耳鳴りなどに効果的とされる。
★この症状に効く：耳鳴り

クルミ
脳の健康を保つビタミンEが豊富に含まれている。
★この症状に効く：認知症・不妊症・むくみ

クロゴマ
滋養強壮作用。胃腸の働きを整える。血液の浄化作用も期待できる。
★この症状に効く：生理痛

クロマメ
煎じて飲むと咳を止める効果。体内の毒素などを解消する。
★この症状に効く：脳卒中・喘息

玄米
ミネラル、ビタミン、酵素が非常に豊富。栄養のバランスをとるうえでも最もとってほしい食材。玄米にハトムギ、ヒエ、ソバなどの雑穀を混ぜ合わせるのが理想的。
★この症状に効く：すべての症状

ゴボウ
発ガン性物質の排除。食物繊維が豊富なので、胃腸を整える作用。
★こんな症状に効く：ガン・喘息・認知症・冷え症

ゴマ
脳神経を健全に保つ働きがあり、老化の予防効果が期待できる。カルシウムも豊富。
★この症状に効く：肝臓障害・更年期障害・むくみ

コマツナ
脳の血管を強くするビタミンB類、C、Pが豊富。さらに鉄分もホウレンソウ以上に含まれている。
★この症状に効く：認知症・肩こり

コンブ
粘膜を強くするカルシウムが豊富に含まれている。新陳代謝の改善にも効果的。
★この症状に効く：脳卒中・肥満・喘息・不妊症・花粉症

サツマイモ
胃腸の機能を整え、便秘になりやすい状態を改善する。腸内環境の回復により、肌も潤う。
★この症状に効く：便秘

サトイモ
みそ汁などに入れ常食とすれば、痰を切る効果。冷えを予防。
★この症状に効く：喘息・花粉症

シイタケ
骨をつくるビタミンD_2、造血に不可欠なビタミンB_{12}が豊富。
★この症状に効く：高血圧症・骨粗しょう症

シジミ
肝機能の回復に効果的。赤血球の働きを促進するビタミンB_{12}も豊富に含まれている。
★この症状に効く：肝臓障害・アトピー性皮膚炎・不妊症

自然塩
消炎作用や糖分で緩んだ細胞を引き締める効果など。むやみに減塩するのではなく、適度にとるべき。
★この症状に効く：膀胱炎・肥満・アトピー性皮膚炎・むくみ

シソ
胃腸を整える作用があり、造血に欠かせない鉄分も豊富に含まれる。豊かな香りが食欲増進にも。
★この症状に効く：認知症

ジャガイモ

肉食による毒素を解消する働きがある。肉を食べすぎの人は積極的にとるようにする。

★この症状に効く：高血圧症・痛風

シュンギク

貧血の予防・改善に役立つ。胃腸の機能も整える。

★この症状に効く：痔

ショウガ

主成分であるジンゲロールと加熱でショウガオールが血行を促進。発汗作用や温熱効果も。

★この症状に効く：風邪・冷え症・頭痛・花粉症

しょうゆ

食欲を増進。健康面でも、血液の浄化や造血作用があるとされる。

★この症状に効く：歯周病・めまい・肩こり

セロリ

性ホルモンの分泌作用を整える働きがある。香りは精神を安定させる効果がある。

★この症状に効く：不妊症

ダイコン

消化酵素のジアスターゼが豊富に含まれている。毒素を分解し、風邪の予防改善に効果が期待できる。

★この症状に効く：風邪・頭痛

タマネギ

抗アレルギー食材。からだの代謝活動を促進したり、血液を浄化したりする働きがある。

★この症状に効く：肥満・不眠症・頭痛・花粉症

朝鮮ニンジン

抗ストレス作用、強壮作用。血液を浄化し、各器官の回復を促す。

★この症状に効く：ガン・糖尿病・肝臓障害・更年期障害・胃腸障害・生理痛

トマト

健康な脳を維持するために必要な、グルタミン酸などの成分が豊富。

★この症状に効く：認知症

納豆

血液をさらさらにする働きがある。血行不良などの改善にも役立ち、慢性的な肩こりなどにもおすすめ。

★この症状に効く：歯周病・喘息・めまい・肩こり

ニラ

抗アレルギー食材。すりつぶした汁を毎日飲むことで、咳などの症状の改善が期待できる。

★この症状に効く：糖尿病・喘息・花粉症

ニンジン

病気を引き起こす活性酸素を除去し、免疫力を高める。皮膚を強くする作用などもある。

★この症状に効く：ガン・アトピー性皮膚炎・不妊症・風邪

ニンニク

疲労回復効果、強い発汗作用、温熱効果などがある。

★この症状に効く：脳卒中・糖尿

病・肥満・風邪・冷え症・花粉症

ネギ

抗アレルギー食材なので積極的にとるべき。体内の糖の代謝をスムーズにする働きもある。

★この症状に効く：糖尿病・肥満風邪・花粉症

ノリ

海藻類は血液中の毒素をスムーズに分解・解毒。血液の浄化作用が高く、炎症体質の改善に効果的。

★この症状に効く：喘息

ヒジキ

新陳代謝を促し、からだを引き締める作用が期待できる。カルシウムなども豊富に含まれている。

★この症状に効く：肥満・喘息・骨粗しょう症・不妊症・便秘

ピーマン

皮膚に活力を与えるビタミンA・Cが豊富に含まれる。脳の血管を強くする作用もある。

★この症状に効く：アトピー性皮膚炎・認知症

ホウレンソウ

血をつくり、血管を強くする。出血を止めるビタミンKも豊富。尿酸の分解・排泄を促す働きなども。

★この症状に効く：痛風・アトピー性皮膚炎・認知症・肩こり

みそ

肝機能の回復、血液の浄化作用、免疫力の向上など、さまざまな効果が期待できる食材。

★この症状に効く：歯周病・喘息めまい・肝臓障害・肩こり

ヨモギ

ヨモギなどの野草は体内の老廃物・毒素を排出する働きがある。また、止血効果なども期待できる。

★この症状に効く：肥満・痛風・喘息・頭痛・便秘・痔

羅漢果

体内で発生する有害な活性酸素をとり除く働きがある。

★この症状に効く：糖尿病・高血圧症・風邪・便秘

リンゴ

便秘に効果的。皮つきのままおろして食べるとよい。

★この症状に効く：便秘・花粉症

レンコン

呼吸器系に効果的。止血作用や月経過多にも有効。筋の部分を煎じて飲めば、咳を止める効果も。

★この症状に効く：ガン・不整脈喘息・胃腸障害・認知症・生理痛不妊症・風邪・花粉症

ローヤルゼリー

子宮ガン、乳ガンなどにも効果が期待できる。加齢による諸症状の予防・改善にもおすすめ。

★この症状に効く：ガン

ワカメ

ミネラルが豊富で、血液を正常化する働きがある。内分泌機能を整えるヨードも豊富。

★この症状に効く：喘息・骨粗しょう症・生理痛

森下敬一（もりした・けいいち）
1950年、東京医科大学卒業。血液生理学専攻。医学博士。お茶の水クリニック院長、国際自然医学会会長、グルジア・トビリシ国立医科大学名誉教授、韓国・朝鮮大学校・大学院教授、中国・瀋陽薬科大学客員教授など。腸管造血説、経絡造血説に基づく自然医学を提唱し、国際的に高い評価を得る。お茶の水クリニックでは、1970年の開設以来、一貫して「ガンや慢性病の自然医食療法」の指導と診断を実践している。著書は『自然医学の基礎』『自然医食のすすめ』（以上、美土里書房）、『ガンは恐くない』（文理書院）、『ガンは食事で治す』（KKベストセラーズ）など多数。

森下流　驚きの自然医食療法
ガンにも効く食べかた

2016年7月15日　初版第1刷発行

著　　者　森下敬一
編集制作　風土文化社
発 行 者　深澤哲也
発 行 所　株式会社メトロポリタンプレス
〒173-0004　東京都板橋区板橋3-2-1
TEL.03-5943-6430　FAX.03-3962-7115
http://www.metpress.co.jp
印刷・製本　株式会社ティーケー出版印刷

ISBN978-4-907870-34-8　C2077
Printed in Japan ©2016, Keiichi Morishita

万一、落丁・乱丁などの不良品がありましたら、発行所あてにお送りください。小社負担でお取り替えいたします。本書の無断複写は著作権法上での例外を除き禁じられています。また、代行業者など購入者以外の第三者による電子データ化および電子書籍化は、たとえ個人や家庭内での利用でも著作権法違反です。